中医历代名家学术研究丛书

主编 潘桂娟

黄元御

林晓峰 编著

Academic Research Series of Famous Doctors of Traditional Chinese Medicine through the Ages

“十三五”国家重点图书出版规划项目

中国中医药出版社
·北 京·

图书在版编目（CIP）数据

中医历代名家学术研究丛书．黄元御 / 潘桂娟主编；林晓峰编著．
—北京：中国中医药出版社，2017.9
ISBN 978-7-5132-3678-2

Ⅰ．①中…　Ⅱ．①潘…　②林…　Ⅲ．①中医学—临床医学—经验—中国—清代　Ⅳ．① R249.1

中国版本图书馆 CIP 数据核字（2016）第 238951 号

中国中医药出版社出版
北京市朝阳区北三环东路 28 号易亨大厦 16 层
邮政编码　100013
传真　010 64405750
河北新华第二印刷有限责任公司印刷
各地新华书店经销

开本 880 × 1230　1/32　印张 6.5　字数 166 千字
2017 年 9 月第 1 版　2017 年 9 月第 1 次印刷
书号　ISBN 978 – 7 – 5132 – 3678 – 2

定价　45.00 元
网址　www.cptcm.com

社长热线　010-64405720
购书热线　010-89535836
侵权打假　010-64405753

微信服务号　zgzyycbs
微商城网址　https://kdt.im/LIdUGr
官方微博　http://e.weibo.com/cptcm
天猫旗舰店网址　https://zgzyycbs.tmall.com

如有印装质量问题请与本社出版部联系（010 64405510）

项目来源及国家重点图书出版计划

2005年度国家“973”计划课题“中医理论体系框架结构与内涵研究”（编号：2005CB532503）

2009年度科技部基础性工作专项重点项目“中医药古籍与方志的文献整理”（编号：2009FY120300）子课题“古代医家学术思想与诊疗经验研究”

2013年度国家“973”计划项目“中医理论体系框架结构研究”（编号：2013CB532000）

国家中医药管理局重点研究室“中医理论体系结构与内涵研究室”建设规划

“十三五”国家重点图书、音像、电子出版物出版规划（医药卫生）

《中医历代名家学术研究丛书》编委会

主　　编　潘桂娟
常务副主编　张宇鹏　陈　曦
副 主 编　翟双庆　刘桂荣　郑洪新　邢玉瑞
陆　翔　钱会南　马淑然　文颖娟
柳亚平　王静波

编　　委（以姓氏笔画为序）

于　峥　王　彤　王国为　王姝琛　王蓓蓓　尹东奇
石　琳　卢红蓉　田　甜　田丙坤　朱　辉　朱乔青
乔文彪　刘　锐　刘理想　刘寨华　江　泳　江　涛
汤尔群　许筱颖　孙晓光　孙海舒　孙理军　杜　松
李　倩　李文华　李海玉　李董男　李敬林　李翠娟
杨　杰　杨　萌　杨　舒　杨卫东　杨卫彬　杨景锋
吴小明　吴宇峰　冷　伟　汪　剑　张　胜　张　聪
张　蕾　张立平　张卓文　张明泉　张银柱　陆　翔
陈子杰　苗　苗　林　燕　林亭秀　林晓峰　呼兴华
依秋霞　金香兰　郑　齐　郑日新　郑旭锐　赵红霞
相宏杰　战佳阳　夏丽娜　倪祥惠　徐　雅　徐世杰
黄　辉　黄玉燕　崔　为　葛晓舒　董正华　韩晶杰
禄　颖　甄雪燕　蔺焕萍　黎鹏程

参编人员（以姓氏笔画为序）

于　琦　马艺珈　王旭光　朱　姝　任艳芸　闫　石
苏　婷　李　飞　步　凡　何　伟　陈广坤　郑　铎
赵　黎　赵鸿君　姚远友　钱泽南　席　莉　章　进
董鸿志　谢天韦　潘江飞

前言

中医理论肇始于《黄帝内经》《难经》，本草学探源于《神农本草经》，辨证论治及方剂学发轫于《伤寒杂病论》。在此基础上，历代医家结合自身的思考与实践，提出独具特色的真知灼见，不断革故鼎新，充实完善，使得中医药学具有系统的知识体系结构、丰富的原创理论内涵、显著的临床诊治疗效、深邃的中国哲学背景和特有的话语表达方式。历代医家本身就是“活”的学术载体，他们刻意研精，探微索隐，华叶递荣，日新其用。因此，中医药学发展的历史进程，始终呈现出一派继承不泥古、发扬不离宗的繁荣景象。

中国中医科学院中医基础理论研究所，自2008年起相继依托2005年度国家“973”计划课题“中医学理论体系框架结构与内涵研究”、2009年度科技部基础性工作专项重点项目“中医药古籍与方志的文献整理”子课题“古代医家学术思想与诊疗经验研究”、2013年度国家“973”计划项目“中医理论体系框架结构研究”，以及国家中医药管理局重点研究室“中医理论体系结构与内涵研究室”建设规划，联合北京中医药大学等16所高等院校及科研和医疗机构的专家、学者，选取历代具有代表性或学术特色突出的医家，系统地阐释与解析其代表性学术思想和诊疗经验，旨在发掘与传承、丰富与完善中医理论体系，为提升中医师理论水平和临床实践能力和水平提供参考和借鉴。本套丛书即是此系列研究阶段性成果总结而成。

综观历史，凡能称之为“大医”者，大都博览群书，学问淹博赅洽，集百家之言，成一家之长。因此，我们以每位医家独立成书，尽可能尊重原著，进行总结、提炼和阐发。此外，本丛书的另一个特点是，将医家特色学术观点与临床实践相印证，尽可能选择一些典型医案，用以说明理论的实践价值，便于临床施用。本丛书现已列入《“十三五”国家重点图书、音像、电子出版物出版规划》中的“医药卫生”重点图书出版计划，并将于“十三五”期间完成此项出版计划，拟收载历代102名中医名家，总字数约1600万。

丛书各分册作者，有中医基础学科和临床学科的资深专家、国家及行业重点学科带头人，也有中青年教师、科研人员和临床医师中的学术骨干，分别来自全国高等中医院校、科研机构和临床单位。从学科分布来看，涉及中医基础理论、中医各家学说、中医医史文献、中医经典及中医临床基础、中医临床各学科。全体作者以对中医药事业的拳拳之心，共同努力和无私奉献，历经数年成就了这份艰巨的工作，以实际行动切实履行了传承、运用、发展中医药学术的重大使命。

在完成上述科研项目及丛书撰写、统稿与审订的过程中，研究团队暨编委会和审订委员会全体成员，精益求精之心始终如一。在上述科研项目负责人、丛书总主编、中国中医科学院中医基础理论研究所潘桂娟研究员主持下，由常务副主编张宇鹏副研究员、陈曦副研究员及各分题负责人——翟双庆教授、刘桂荣教授、郑洪新教授、邢玉瑞教授、钱会南教授、马淑然教授、文颖娟教授、陆翔教授、杨卫彬研究员、崔为教授、柳亚平副教授、江泳副教授、王静波博士等，以及医史文献专家张效霞副教授，分别承担或参与了团队的组织和协调，课题任务书和丛书编写体例的起草、修订和具体组织实施，各单位课题研究任务的落实和分册文稿编写和审订等工作。编委会还多次组织工作会议和继续教育项目培训，组织审订委员会专家复审和修订；最终由总主编逐册复审、修订、统稿并组织作者再次修订各分册文稿。自 2015 年 6 月开始，编委会将丛书各分册文稿陆续提交中国中医药出版社，拟于 2019 年 12 月之前按计划完成本套丛书的出版。

2016 年 3 月，国家中医药管理局颁布了《关于加强中医理论传承创新的若干意见》，指出“加强对传承脉络清晰、理论特色鲜明的古代医家的学术思想研究，深入研究中医对生命、健康与疾病认知理论，系统总结中医养生保健、防病治病理论精华，提升中医理论指导临床实践和产品研发的能力，切实传承中医生命观、健康观、疾病观和预防治疗观”。上述项目研究及丛书的编写，是研究团队对国家层面“加强中医理论传承与创新”号召的积极响应，体现了当代中医学人敢于担当的勇气和矢志不渝的追求！通过此项全国协作的系统工程，凝聚了中医医史、文献、理论、临床研究的专门人才，培育了一支专业化的学术队伍。

在此衷心感谢中国中医科学院及其所属中医基础理论

研究所、中医药信息研究所、研究生院，以及北京中医药大学、陕西中医药大学、山东中医药大学、云南中医学院、安徽中医药大学、辽宁中医药大学、浙江中医药大学、成都中医药大学、湖南中医药大学、长春中医药大学、黑龙江中医药大学、南京中医药大学、河北中医学院、贵阳中医药大学、中日友好医院等16家科研、教学、医疗单位，对此项工作的大力支持！衷心感谢中国中医药出版社有关领导及华中健编审、伊丽萦博士及全体编校人员对丛书编写及出版的大力支持！

本丛书即将付梓之际，百余名作者感慨万千！希望广大读者透过本丛书，能够概要纵览中医药学术发展之历史脉络，撷取中医理论之精华，传承千载临床之经验，为中医药学术的振兴和人类卫生保健事业做出应有的贡献！

由于种种原因，书中难免有疏漏之处，敬请读者不吝批评指正，以促进本丛书不断修订和完善，共同推进中医药学术的继承与发扬！

《中医历代名家学术研究丛书》编委会

2016年9月

凡例

一、本套丛书选取的医家，均为历代具有代表性或特色学术思想与临床经验的名家，包括汉代至晋唐医家 6 名、宋金元医家 18 名、明代医家 25 名、清代医家 46 名、民国医家 7 名，总计 102 名。每位医家独立成册，旨在对医家学术思想与诊疗经验等内容进行较为详尽的总结阐发，并进行精要论述。

二、丛书的编写，本着历史、文献、理论研究有机结合的原则，全面解读、系统梳理和深入研究医家原著，适当参考古今有关该医家的各类文献资料，对医家学术思想和诊疗经验，加以发掘、梳理、提炼、升华、概括，将其中具有理论意义、实践价值的独特内容阐发出来。

三、丛书在总体框架上，要求结构合理、层次清晰；在内容阐述上，要求概念正确、表述规范，持论公允、论证充分，观点明确、言之有据；在分册体量上，鉴于每个医家的具体情况不同，总体要求控制在 10 万～20 万字。

四、丛书每一分册的正文结构，分为“生平概述”“著作简介”“学术思想”“临证经验”与“后世影响”五个独立的内容范畴。各分册将拟论述的内容按照逻辑与次序，分门别类地纳入以上五个内容范畴之中。

五、“生平概述”部分，主要包括医家姓名字号、生卒年代、籍贯等基本信息，时代背景、从医经历以及相关问题的考辨等。

六、“著作简介”部分，逐一介绍医家的著作名称（包括现存、已经亡佚又经后人辑复的著作）、卷数、成书年代、主要内容、学术价值等。

七、“学术思想”部分，分为“学术渊源”与“学术特色”两部分进行论述。前者重在阐述医家之家传、师承、私淑（中医经典或前代医家思想对其影响）关系，重点发掘医家学术思想的历史传承与学术渊源；后者主要从独特的学术见解、学术成就、学术特点等方面，总结医家的主要学术思想特色。

八、“临证经验”部分，重点考察和论述医家学术著作中的医案、医论、医话，并有选择地收集历代杂文笔记、地方志等材料，从中提炼整理医家临床诊疗的思路与特色，发掘、总结其独到的诊治方法。此外，还根据医家不同情况，以适当方式选录部分反映医家学术思想与临证特色的医案。

九、“后世影响”部分，主要包括“学术影响与历代评价”“学派传承（学术传承）”“后世发挥”和“国外流传”等内容。其中，对医家的总体评价，重视和体现学术界共识和主流观点，在此基础上，有理有据地阐明新见解。

十、附以“参考文献”，标示引用著作名称及版本。同时，分册编写过程中涉及的期刊与学位论文，以及未经引用但能体现一定研究水准的期刊与学位论文也一并列出，以充分体现对该医家研究的整体状况。

十一、附以丛书全部医家名录，依照年代时间先后排列，以便查检。

十二、丛书正文标点符号使用，依据《中华人民共和国国家标准标点符号用法》(GB/T 15834–2011)。医家原书中出现的俗字、异体字等一律改为简化正体字，个别不能对应简化字的繁体字酌予保留。

《中医历代名家学术研究丛书》编委会

2016年9月

内容提要

黄玉路，字元御，一字坤载，号研农，别号玉楸子，生于清康熙四十四年（1705），卒于乾隆二十三年（1758）。清代著名医家。著有《四圣悬枢》《四圣心源》《伤寒悬解》《金匮悬解》《长沙药解》《伤寒说意》等著作。黄元御医学思想的理论要点为：立中气，重阳气，“中气升降，是生阴阳”，继推“四维”以全机变；“百病之源，源于阳衰土湿”；崇尚补火建中，温阳补土，扶阳以抑阴。本书内容包括黄元御的生平概述、著作简介、学术思想、临证经验和后世影响。

编写说明

黄元御，生于清康熙四十四年（1705），卒于乾隆二十三年（1758），山东省昌邑人。清代著名医家。黄元御的学术思想及治学特点，对后世产生了深远的影响。

黄元御为清代医学大家，人谓之“博极群书，尤邃于易，诸子百家，靡不精熟”，熟谙黄老之学，精训诂、易数。这种儒、道、易的哲学思想，对于黄元御医学思想的形成，起了至关重要的作用。其将《内经》“善言天者，必有验于人”的天人合一、天人相感的观点，运用在阴阳五行以及运气学说上，在传染性疾病肆虐的今天，运气理论尤其具有借鉴意义。黄元御用毕生实践了其“不能为名相济世，亦当为名医济人”的仁爱诺言。其学医经历、仁爱之怀，对于解决今天社会所面临的信仰危机，重新诠释身心医学的内涵与意义具有极大的借鉴作用。

经中国知网（CNKI）检索关于黄元御学术研讨的论文，自1964～2016年有期刊论文254篇，会议论文24篇，学位论文19篇。上述论文及著作研讨的内容，主要包括以下方面：①对黄元御医学理论、思想的研究；②对其生平及学术贡献、后世评价的研究；③对其医学思想在临床的应用报道；④对其具体病症治疗思路与辨证用药经验的研究；⑤对其思维模式的研究；⑥对其著作的研究及整理。综观上述研究进展，笔者认为，目前对黄元御学术思想的研究主要集中在其重视中气、重视阳气的医学思想上，对其个人评价仅是提到黄元御自命甚高，不乏偏执，并没有对其学术思想的局限甚至是缺陷、错误进行客观的探究。对其的研究深度和研究内容尚存在偏倚，仅是着重于其重点理论以及对某一书著、医案的探讨，对其医学思想尚缺乏深刻见解，难以做到对黄元御学术全面而客观的解读。本书总结了黄元御医学思想的理论特点，并从时代背景、理论渊源、医学地位等角度分析其学术源流。以黄元御的理论思维为脉络，重点解读了天人关系、六气立法、脉法心得；并以伤寒、温病、妇科为例，分析了黄元御对具体病症的诊治规律。此外还从治方规律、药性理论角度，进一步阐释了黄元御的医学思想；并且搜集了黄元御的弟子及再传弟子的情况，以阐明其学术传承和影响。

本书以黄元御学术思想的提炼和阐发为重点，采用孙洽熙主编，1999 年由中国中医药出版社出版的《黄元御医学全书》为主要参本。该本以清代精抄本、精刻本为底本，收录了黄元御的存世医书 11 种，凡 101 卷，是目前较好的通行版本。另外，《周易悬象》《道德经悬解》未见刊刻本，以手抄影印本为主。

衷心感谢本书参考文献和引用文献的作者以及支持本项研究的各位同仁！

黑龙江中医药大学　林晓峰

2015 年 6 月

目录

黄元御

生平概述

黄元御，名玉路，字元御，一字坤载，号研农，别号玉楸子，生于康熙四十四年乙酉（1705）九月，卒于乾隆二十三年戊寅（1758）九月。山东省昌邑市人，清代著名医家。在注疏经典方面，著有《伤寒悬解》《金匮悬解》《素问悬解》《灵枢悬解》《难经悬解》；在阐发经旨方面，著有《素灵微蕴》《四圣悬枢》《伤寒说意》；在融汇创新方面，著有《四圣心源》；在本草方面，著有《长沙药解》《玉楸药解》。黄元御医学理论的要点是：立中气，升降立论；重阳气，扶阳抑阴，其论“中气升降，是生阴阳”，继推“四维”以全机变；论病皆从中气升降立论，认为“百病之源，源于阳衰土湿”，故应泻水补火，扶阳以抑阴；崇尚补火建中，温阳补土。

一、时代背景

自清朝建立了满汉合一的政权统治模式以后，至康熙、乾隆年间清朝出现了相对繁荣的局面，史称“康乾盛世”。雍正即位后，进一步施行“摊丁入亩”政策，取消了以往的“人头税”，全国人口大幅增加，社会经济得到发展。为了巩固统治，清帝大力推行宋明理学，雍正规定《圣谕广训》必须家喻户晓，能够背诵；康熙帝拜祭孔子、朱熹，将其列入十哲，并亲撰“圣谕”以为弘扬。儒臣大受宠用，《朱子全书》《性理精义》等被四处发送。这样，儒家仁爱思想和医德教育更为清代医家重视，在他们的医著中几乎都要论述作为一名医生必须具有的道德修养。

在上述背景下，清代前中期的医学发展呈现出比较错综复杂的局面。中医学传统的理论和实践经过长期的历史检验和积淀，至此已臻于完善和成熟，无论是总体的理论阐述抑或临床各科的实际诊治方法，都已有了完备的体系。尤其是温病学派形成，在治疗传染性热病、降低死亡率、预防传染蔓延等方面均起到了积极作用。其中，接种人痘预防天花方法的大力推行，更是中国乃至世界医学史上光辉灿烂的一页。次如解剖学的革新趋向，也说明了中医学在努力寻找新的突破口。这个时期，百家争鸣，黄元御的医学思想也极其活跃，孤傲的性格、济世救人的仁爱之心，使得他对“四圣”以外的医家批评也更为激烈。

二、生平纪略

（一）家族背景

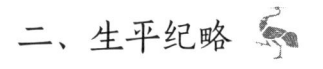

黄元御出身于书香名门，系东汉豫州牧、太尉黄琬之后。其十六世祖黄恩甫，在宋朝元佑年间由泗州（今江苏盱眙）迁居山东昌邑。其十一世祖黄福，字如锡，号后乐翁，生于元至正二十三年癸卯（1363），殁于明正统五年庚申（1440），享年七十八岁，是明初历官五朝的良臣。黄福在明洪武十七年甲子（1384）乡荐以贡士授项城主簿，为清源知县，因上书论国大计被太祖朱元璋破格选拔为工部右侍郎。永乐初年（1403），迁工部尚书，因在两广和交趾治军调度有方调北京任刑部尚书兼掌安南布政、按察二司事。洪熙时召还，为工部尚书兼詹事府詹事。宣德初，调南京任户部尚书兼掌兵部。正统元年，拜少保，进阶光禄大夫，参赞机务，封赐三代。一生仰慕范仲淹为人，以“先天下之忧而忧，后天下之乐而乐”作为自己的居官准则，取“后乐”为号。官退之后，将自己的居室取名“后乐堂”。历事洪武、建文、永乐、洪熙、宣德、正统六朝，建树甚丰，当官不为赫名，凡事细微无不谨，“器重才敏，周练世务，忧国忘家，老而弥笃”。成化初（1465），谥忠宣公，著有《黄忠宣集》。其坟茔在昌邑市黄家辛郭村，高数丈，神道尚可辨，石翁仲尚残存（系该市一级文物保护单位）。黄元御深受其十一世祖黄福的思想和业绩影响，一生本良相之心而为良医。其堂祖父黄运启为顺治戊戌年（1658）进士，官至兵部给事。著有《平政纪略》《石嵩问答》等书。归里后设义田济人急，被祀入乡贤祠。黄运启之子黄在中，任钱塘知县时政声卓著，享祀杭州名宦祠。其祖父黄运贞，副榜贡生，就读于京师国子监，放候补训导。在昌邑城南隅造有别居学塾，书斋中藏有黄福的《黄公文集》《后乐堂集》和黄运启的《平政纪略》，以及各种经史子集。其父黄钟，邑庠生，工文翰，善辞章。其兄黄德润、黄德淳，为增生、监生。其堂兄黄德静，为增生，对先秦诸子颇有研究，精于痘疹之诊疗，著有《离骚解》《痘疹集要》。

（二）从医经历

由于黄氏尚文的家风熏陶，金乡于子遽（字司铎）老儒的谆谆教导，加之黄元御“少负奇才，聪明过人”，才华横溢，抱负高远，“甫成童”即为“诸生”。“诸子百家书籍，过目冰消，入耳瓦解”，且“博极群书，尤邃于《易》，诸子百家，靡不精熟”。致力于学问研究，自称涤虑玄览，游思圹埌，空明研悟，自负古今无双。“常欲奋志青云，以功名高天下”，“世推为国器”。惜于盛年（雍正十二年甲寅，1734）偶患目疾，误于医药，致使左目失明。清代科制，五官不正，均不仕禄。黄元御迫于情势，“委弃试贴”而专注于岐黄学术。立志曰：“不能为名相济世，亦当为名医济人。”自此“上溯岐黄，伏读《灵》《素》，识其梗概，乃悟医源”。进而“考镜灵兰之秘，讵读仲景《伤寒》”，以其超人之天资，渊博之学识，探幽索奥，烛微察隐，致“幽理玄言，络绎奔赴”，“罄心渺虑，思黄帝、岐伯、越人、仲景之道，三载而悟”，终于成为一代名医。黄元御读书勤奋，善于钻研，天资聪慧，过目成诵。在《伤寒悬解·自序》中回忆读书的情景时，说自己是“涤虑玄览，游思圹埌，空明研悟，自负古今无双”。可见他学习专心致志，治学态度严谨，对所学知识，不但能深刻领悟，而且还要提出自己的独到见解。据《黄氏家谱》记载：黄元御“有才学”。《黄元御神道碑文》中说：“先生少负奇才，常欲奋志青云，以功名高天下。”据《昌邑县志》记载，黄元御聪明过人，“甫成童为诸生，世推为国器”。

雍正十二年甲寅（1734）八月，正当黄元御风华正茂的而立之年，不幸偶染目疾。又因庸医误治，致使左目失明。这段人生旅途上的重大挫折，在他的著作中屡有记述。首先见于《素灵微蕴》，此书《序意》开头便说道：“玉楸先生，宰思捐虑，气漠神融，清耳而听，明目而视。既遭庸医之祸，乃喟然太息，仰榱而叹曰：是余之罪也。夫昔杜子夏、殷仲堪辈，祸剧折肱，而未尝游思医事，后之病者，不能遁天之刑也。”此书的《杝元赋》里又说：“乃偶撄末疾，见误庸医，夷然太息。”此书卷四《目病解》中，黄元御还以自己的目病治疗过程为例，用“医案”方式，写出了这段被“庸医损目”的经过。文中记道：“玉楸子中外条固，夙无苛殃。甲寅八月，时年三十，左目红涩。三日后白睛如血，周外肿起，渐裹黑珠。口干不饮，并无上热烦渴之证。延一医诊之，高冠严色，口沫泉涌，以为大肠之火，用大黄、黄连下之，不泄。又以重剂下之，微泄，不愈。乃意外有风寒，用滚茶一盆，覆衣熏蒸，汗流至踵，不愈。有老妪善针，轻刺白珠，出浊血数十滴如胶，红肿消退，颇觉清朗。前医犹谓风火不尽，饮以风燥苦寒数十剂，渐有飞白拂上，如轻雾蒙笼。伊谓恐薄翳渐长，乃用所谓孙真人秘方，名揭障丹，一派辛寒，日服二次。又有熏法，名冲翳散，药品如前，煎汤热覆，含筒吹熏，取汗如雨，每日一作。如此半月，薄翳渐长渐昏，蟹睛突出外眦，光流如电，脾阳大亏，数年之内，屡病中虚，至今未复。”此段通过对庸医误药的分析，详细阐述了他左目失明，中气颓败，身心遭到极大摧残的原委。黄元御在《伤寒说意·自叙》中讲道：“世之最难长者，得意之事，玉楸子往往于失意之中，有得意之乐。若使得志，则必失意，若使得意，则必失志。圣人无全功，造化无全能，与其得志而失意，不如得意而失志。二者不可兼，宁舍彼而取此。此中得失，不足为外人道也，此中忧乐，未易为俗人言也。”然而，他有时又想效法前人，著书立说走“砚田为农”的笔耕之路，并因此取号“研农”。他的这种想法，可见于其第一部医著《素灵微蕴》的《序意》之中：“悲夫！昔屈子、吕子之伦，咸以穷愁著书，自见于后，垂诸竹素，不可殚述。使非意有郁结，曷能冥心于衔虚之表，骛精于恍惚之庭，论书策以抒怀，垂文章以行远哉！”

黄元御学医，受其堂兄黄德静的影响较大。黄德静，邑增生，重廉洁，不苟取，不妄交，精痘科，著有《痘疹辑要》等书。黄元御在研读《伤寒论》的过程中，不断提高自己的医学造诣。不仅在同黄德静等交流时见地不俗，而且在临证诊治中也表现出高超的医学造诣和才华。黄元御行医、教读不限于本省，足迹遍布北都（山西太原）、清江（今属江苏淮阴）、武林（今属杭州）等地。其门人、弟子颇多，在江南一带影响尤甚。

黄元御才思横溢，抱负高远，为实现其“当为名医济人”的目标，“勤求古训，极深研几”，重于实践，且极力奋进，于“不频假以消闲之日”的境况下，“研田为农，管城作君，流连尺牍，爱惜分音”，撰著立言。于溯委究源，融会贯通医理之际，精研博采，积累汇总有成之时，自乾隆十三年戊辰（1748）至乾隆二十一年丙子，撰著《伤寒悬解》《金匮悬解》《四圣心源》《四圣悬枢》《长沙药解》《伤寒说意》《素灵微蕴》《玉楸药解》《素问悬解》《灵枢悬解》《难经悬解》《玉楸子堂稿》等医籍，及《周易悬象》《道德经悬解》等著作，合计近200万言。

黄元御在短短十七年之中，在“左目失明”“屡病中虚”“精力衰乏”的状况下，在“不频假以消闲之日”的境况下，撰成上述特色鲜明、理论与临床均造诣精深的医籍及易、道类著述和笔记类著作，实属不易。

（三）学术建树

由于黄元御壮年即遭到庸医损目的重大痛苦人生经历，以及其受到的清代考据学派的影响，形成了他尊古崇经的思想和拒绝汲取后世医家的学术理论和诊疗经验的认知。故而黄元御在著书立说阐述其学术思想的同时，对宋元以后历代名医，尤其是刘河间、朱丹溪、薛立斋、张景岳等诸家学说竭力批判，认为“泄火之论发于刘河间，补阴之法倡于朱丹溪，二悍作俑，群凶助虐，莫此为甚”。黄无御的这种做法固然不足为训，但其严谨的治学态度、注重实际的研究方法、对气化升降理论深入而精辟的见解及其学术思想的合理内核，是值得研究和借鉴的。其主要学术特色与成就如下：

黄元御认为“医家之要首在中气”，中气为阴阳五行之本，提出中气升降论。其理论要点为：立中气，升降立论；重阳气，扶阳抑阴。黄元御秉承《内经》“升降出入，无器不有”的理论，视人为一“器”，以升降为机，以出入为用，其言“中气升降，是生阴阳”，继推四维以全机变。四维，即除脾外的四脏，“四维之病，悉因于中气”。在论述疾病时，对气（肺）病、血（肝）病、精（肾）病、神（心）病，皆从中气升降立论，创立了独特的黄氏升降理论。黄元御重阳气，贵阳贱阴，认为阳主阴从，提出“阳盛而病者，千百之一；阴盛而病者，尽人皆是”。并且充分强调正气的重要作用，甚至认为阴虚证的产生也源于中气虚衰，论言“胃以阳体而含阴魄，旺则气化而阴生”。黄元御认为，阳虚证的关键是脾土虚。脾以阴体而抱阳魂，旺则阴生而阳化。如云：“脾土不升，木火失生长之政，一阳沦陷，肾气渐亡，则下寒而病阳虚。”

此外，黄元御非常重视六气，认为天人相应，他以六气统十二经，以六气来论述人体的生理和功能。在病因上多着眼于疾病存在的条件，认为内伤者病于人气之偏；外感者病于天气之偏而人感之。每一气应两经，有司化、从化之不同。又以《伤寒论》六经不及六气，主张以六气统六经，认为六气与人体五脏六腑相应，故对伤寒立论也以六气所化为基础。黄元御的独特见解，对六气、六经和脏腑关系的病机理论有很大的发展，十分值得我们探索和挖掘。

总之，黄元御主张“百病之源，源于阳衰土湿”，治疗中应该泻水补火、扶阳以抑阴，崇尚补火建中、温阳补土之法。

黄元御年谱：

康熙四十四年乙酉（1705），于九月十八日下午5时（申时），出生于山东昌邑县城西郊黄家辛郭村。

康熙四十九年庚寅（1710），6岁。约于此时，受父兄之庭训，读书明理。

康熙五十七年戊戌（1718），14岁。从学乔寓金乡之于子遽先生启蒙受业。

雍正十年壬子（1732），28岁。公自弱冠时勤于学业，日读之书，“过目冰消，入耳瓦解”，自负天下无双。

雍正十一年癸丑（1733），29岁。考中邑庠生，风华正茂，常欲奋志青云，以功名而高天下，人亦视为“国器”。

雍正十二年甲寅（1734），30岁。八月，得目疾，因庸医误药，左目失明。委弃试贴，遂发奋学医，考镜灵兰之秘，开始研读张仲景《伤寒论》。

乾隆二年丁巳（1737），33岁。仲春，经过3年的研读，已领悟到《伤寒论》的旨意。“纵观古今《伤寒》之家，数十百种，岁历三秋”，“丁巳仲春，敧枕假寝，恍然解矣”。

乾隆五年庚申（1740），36岁。九月二十八日，草成《素灵微蕴》4卷26篇。自1737年初步掌握《伤寒论》的原理后，又进一步研究《内经》，经3年著述，写成其第一部巨著《素灵微蕴》。秋，著《素灵微蕴》既成，徇华之茎，以为不急之务，虚亘岁月，乃述上圣之功，剖作者之义，作

《杝元赋》以解嘲。

乾隆六年辛酉（1741），37 岁。此后 4 年，南游江淮，先后 2 次去浙江钱塘，登临会稽山，瞻仰大禹陵。

乾隆十年乙丑（1745），41 岁。此后 3 年中，研读张仲景的《金匮要略》，筹思重新动笔阐发《伤寒论》。

乾隆十一年丙寅（1746），42 岁。山东大饥，昌潍一带人相啖食。十一月二十四上午，黄元御之父黄钟去世。黄元御在家为父治丧。

乾隆十二年丁卯（1747），43 岁。山东大饥，灾情仍无所减。黄元御在家为父丁忧。

乾隆十三年戊辰（1748），44 岁。三月末，开始撰述《伤寒悬解》，七月初三，《伤寒悬解》书成。七月初，开始撰述《金匮悬解》，八月末，《金匮悬解》书成。黄元御以伤寒之学，顿启灵源，千古垂训，博得“南藏北黄”之誉。

乾隆十四年己巳（1749），45 岁。春初，析瘟疫痘疹，开始起草《四圣悬枢》。二月，撰述《四圣心源》，创辟大略，遇事辍笔。

乾隆十五年庚午（1750），46 岁。二月初，考写《黄氏家谱・迁徙渊源》。春，旅寓济南，历下申士秀为其撰写《金匮悬解・后叙》。黄元御起草《伤寒说意》数篇。四月，北游帝城，为乾隆皇帝治疾有功，御赐“妙悟岐黄”匾额。十一月终，由北京南赴清江浦，行游幕生涯，继续著书，修订未竟之作。

乾隆十六年辛未（1751），47 岁。二月，乾隆皇帝南巡，黄元御随驾武林（杭州）。四月，回到清江河院署，研思《四圣心源》，十得其九，厥功未成。六月，客处江都（扬州），续成《伤寒说意》全书。六月末，又回到清江河院署，对《四圣悬枢》修改定稿。八月十五日，开舟北上，再客京华（北京）。秋，南浮江淮，客阳邱，准备撰写《长沙药解》。

乾隆十七年壬申（1752），48岁。10月，作《天人解》，续成《四圣心源》全书，此书撰于己巳，继之于庚午、辛未，至壬申十月终于脱稿，次年（癸酉）九月再行修订。

乾隆十八年癸酉（1753），49岁。二月，考《神农本草经》，取仲景方药笺疏之，而作《长沙药解》。五月，删定《伤寒悬解》。七月，笔削《金匮悬解》。八月，修改《瘟疫痘疹》，定稿《四圣悬枢》。九月十一日，写《四圣心源自序》。九月十七日，修完《四圣悬枢》。

乾隆十九年甲戌（1754），50岁。一月，久宦京华，复加删定《伤寒说意》，三月，撰成。五月，修成《素灵微蕴》。六月，开始撰写《玉楸药解》。八月癸丑，《玉楸药解》书成。八月甲寅，撰写《玉楸药解·自叙》。是年，客于北都，成新书八部，授门人毕武龄（字维新，金陵人）。

乾隆二十年乙亥（1755），51岁。二月，应门人毕武龄之请，乃笺释《素问》以消郁烦，十一月，《素问悬解》书成。

乾隆二十一年丙子（1756），52岁。二月，应澹明居士之请，撰写《道德经解》。二月二十五，开始撰写《灵枢悬解》。五月二日，《灵枢悬解》书竣。五月十六，撰《难经悬解》二卷，并撰成《玉楸子堂稿》一书。五月二十二，《难经悬解》书竣。六月中，完成《周易悬象》。

乾隆二十二年丁丑（1757），53岁。潜游江南，从学者甚众。撰修《玉楸子堂稿》。

乾隆二十三年戊寅（1758），54岁。九月十七日晚9时（戌时），在昌邑城里南隅寓所去世。葬于昌邑城西郊黄家辛郭村南黄氏祖茔。

黄元御去世后，乾隆四十七年（1782），《四库全书·总目提要》著录《黄元御医书十一种》，称编修周永年家藏本；咸丰十一年辛酉（1861），侍郎徐受衡据杨希闵抄本刊刻《黄元御医书八种》，称燮和精舍本，此本流行最广，影响最大。

民国七年（1918），《山东通志》为黄元御立传；民国十二年（1923），昌邑学商各界捐资为之修整坟园，呈请入祀乡贤祠。并于县城西南门外树立《黄元御神道碑》，以志缅念。其文曰："已有清一代科举，奔走天下士，先生少负奇才，常欲奋志青云，以功名高天下。中年得目疾，为庸医所误，自以为无路仕进，遂闭门读书，纵观古今医学数百种，荟萃古今名医学说，集其大成为一家言。所著有《伤寒悬解》《金匮悬解》《四圣心源》《四圣悬枢》《长沙药解》《伤寒说意》《素灵微蕴》《玉楸药解》八种，已行于世矣。先生自叙云：心游万仞，精骛八极，灵思妙悟，离披纷来，幽理玄言，络绎奔赴，此亦足天下之至乐也。吾尝观自古豪杰著书之说，藏之名山，传之后世者，当其时必悲郁穷愁，所遇不合，而后得闭户著述，以发其抑塞磊落之气。韩子作《说难》，扬雄草《太玄》，屈原赋《离骚》，司马成《史记》。得意之事，皆自失意中来，古人所以不朽也。先生因失目而得穷困，因穷困而得读书，而后得以学术名天下，后世较世之至酣，豢富贵夸乡里而荣一时者，固不可以道理计，此难为一二俗人言也。"民国十五年（1926），吴去疾于《神州国医学报》撰载《黄元御别传》，揄扬其轶事，以寄托哀思。民国十六年（1927），赵尔巽修撰《清史稿》为黄元御立传。

1988 年 10 月，山东中医学会与昌邑县共同召开"首届黄元御学术思想研讨会"，旨在继承黄元御学术，弘扬中医前贤思想；1990 年，麻瑞亭等点校《黄元御医书十一种》，由人民卫生出版社出版；1996 年，孙洽熙主编，中国中医药出版社出版的《黄元御医学全书》，收录了《四库全书》著录的黄元御存世医书 11 种。

黄元御

著作简介

黄元御终生刻苦奋进，精研博采，医药学造诣颇深。理崇《内经》，法必仲景，药从《神农本草经》，其学术特色是重视阳气，力主扶阳抑阴，崇尚脾土。黄元御对医学典籍至为精熟，推崇黄帝、岐伯、越人、仲景为医界“四圣”，对《内经》《难经》《伤寒论》《金匮要略》精研而有深功，其医学造诣多渊源于此。黄元御著作颇丰，现已知的有 14 种，包括“黄氏八种”（《伤寒悬解》《金匮悬解》《四圣悬枢》《四圣心源》《长沙药解》《伤寒说意》《素灵微蕴》《玉楸药解》），“黄氏医书三种”（《素问悬解》《灵枢悬解》《难经悬解》），另外尚有非医学著作 3 种（《周易悬解》《道德经解》《玉楸子堂稿》）。

黄元御倡《内经》“善言天者，必有验于人”之观点，并将此贯穿于其医著之中。在其代表作《四圣心源》之《天人解》中，从阴阳变化、五行生克、脏腑生成、气血原本、精神化生诸方面，阐释“天人一也”之观点。谓为医者，“未识天道，焉知人理”。黄元御精通阴阳五行学说，于医著中广泛运用并多所发明。如将“四圣”著述中有关脏腑、经络、气血、津液、皮肉、筋骨、毛发、五官、精神等，都赋以阴阳的属性，并解释得透彻入微。

一、著书立说的过程

黄元御从医伊始，是从研读张仲景的《伤寒论》入手，然后遂及《金匮要略》《内经》《难经》等中医典籍。他奉张仲景等四人为“医门四圣”，认为“四圣”之下历代名医持论多有偏失，以致误诊死人。其根本原因是

“四圣”之书错简零乱，兼之历代传注谬误所致。因此发愿用毕生精力，对“四圣”之书，从源到流重加考订，还其本来面目，以凭后世遵循。黄元御著书前后长达22年，成书11种。整个写作过程，大体可分为四个阶段：

第一阶段（1738～1748）

黄元御在研究黄帝、岐伯、张仲景、秦越人（四圣）的基础上，先写成《素灵微蕴》，又重点研究《伤寒论》《金匮要略》。本着十年间对“四圣”著述的理解，融合个人学习实践的经验，写成了《素灵微蕴》《伤寒悬解》《金匮悬解》3部有自己观点和实践经验的医著，为此后的医学研究和医学实践奠定了基础。

黄元御三十岁时，因庸医损目后发愤研究医学，攻读《内经》《难经》《伤寒论》《金匮要略》等经典医著，3年便基本领悟，又在实践的过程中加深理解。经过前后6年的学习和实践，写出了第一部医著《素灵微蕴》。乾隆二年（1737），黄元御开始着手撰写《素灵微蕴》，并酝酿《伤寒悬解》一书的编著。乾隆五年（1740）九月《素灵微蕴》完稿，凡4卷26篇。在该书中，黄元御首次提出了“培植中气，扶阳抑阴”的理论。对于中气，他给予了形象的比喻：“精如果中之仁，气如果中之生意；仁得土气，生意为芽，芽生而仁腐，故精不能生；所以生人者，精中之气也。”有本于此，在施治过程中他始终贯彻重视脾土、扶阳抑阴、厚培中气的原则，这是他对中医理论的进一步发展。黄元御进一步系统地论述了古典医著中天人相应的基本原理，自成一家之言，初步奠定了其医学体系的基本雏形。

乾隆十三年（1748），黄元御游至清江阳邱，阳邱风景秀美，黄元御亦心清气廓。期间，他南游会稽山，拜谒禹陵，自谓：“身登会稽，亲探禹穴，目睹越国江山……乃有著作斐然之志。”同年四月，他开始撰著《伤寒悬解》，七月三日草成，计15卷。八月下旬又撰成《金匮悬解》22卷，时年

44岁。

第二阶段（1748～1753）

黄元御对“四圣”的医学原理进行了综合研究，用1年余撰写《伤寒说意》。并进一步研究药性，使其理论与实践进入成熟阶段。

乾隆十四年春（1749），黄元御初草《四圣悬枢》，辨析瘟疫痘疹之义。二月作《四圣心源》，解内外百病原始要终，但仅草创大略篇目，因事辍笔。乾隆十五年（1750）四月，黄元御北游至京，适乾隆帝有疾，众太医无策，经举荐，黄元御入宫视疾，药到病除，以精湛的医术得到了乾隆帝的青睐，亲书“妙悟岐黄”以为褒赏，并恩赐御医。从此，黄元御开始了供职太医院的生涯。

乾隆十六年（1751）二月，乾隆帝首次南巡，黄元御伴驾至杭州，期间著方调药皆有神效，深得乾隆帝及内外臣工赞誉。四月间，黄元御趁闲至清江旧寓，继续编写《四圣心源》一书，“十得其九，厥功未竟”。六月删改《四圣悬枢》，誊清定稿。八月十五日开舟北上，回到京城。直至乾隆十七年（1752）十月，黄元御写毕《天人解》一章。又经过四年，《四圣心源》终于脱稿。在《天人解》中，他极力阐发《内经》“善言天者，必有验于人”的观点，高度重视阴阳五行学说的运用，并善与四时相联系，从阴阳变化、五行生克、脏腑生成、气血原本以及精神化生等方面阐述气化自然的妙义，影响巨大。

第三阶段（1753～1754）

这一年间，是黄元御对“四圣”医学理论的发展阶段。《四圣悬枢》《玉楸药解》2部著作，对“四圣”医学理论都有所发展，基本上以撰述取代了原来著作中以解经为主的“诠释”。

乾隆十八年（1753），黄元御49岁，春二月，取张仲景著作中的方药加以笺解疏证，著《长沙药解》4卷，载药16种，方242首。乾隆十九年

（1754）三月又撰成《伤寒说意》10卷。该书以传经入说，辨论分析，多启迪后学门径。同年六月八日，撰成《玉楸药解》8卷，以补《长沙药解》之未备，他在该书中首创用浮萍治疗瘟疫的疗法。实际上，浮萍在《四圣悬枢》中已有较多使用。至此，黄元御已完成医书8部，即后世所称“黄氏医书八种”，时年50岁。因过度劳神，此时的黄元御已身疲神怠，门人毕武陵请笺注《素问》《灵枢》，“自唯老矣，谢曰不能”。

第四阶段（1755 ～ 1756）

这两年中，黄元御对“四圣”的“悬枢”做了创造性的阐述，使其医著达到了完备的阶段，真正达到了意与古会，继承发展“四圣”绝学的高度。

乾隆二十年（1756）初春，在门人毕武陵的再次推请下，黄元御着手笺释《素问》，至十一月书成，计13卷，定名为《素问悬解》。此书中的“五运六气，南政北政”之说，大发前人之未及。乾隆二十一年（1757）五月二日，黄元御完成《灵枢悬解》9卷，五月十六日至二十二日，用七日时间撰毕《难经悬解》2卷，此即所谓“黄氏医书三种”，合前8种，共计11种。另尚有《玉楸子堂稿》一书，为黄元御医案、杂著。

黄元御不但深于医学，道学、经学造诣亦相当深厚。乾隆二十一年（1757）二月，他在从事医著之余，还应友人澹明居士之请写了《道德经解》一书，诠释其哲理，发挥其奥义。同年六月，又在精研易理10余年的基础上完成《周易悬象》一书，阐发阴阳八卦爻辞变化之理。四库馆臣评其《周易悬象》，谓“近人说《易》中，独可谓学有根据”，给予很高的评价。

在黄元御的10余种医著中，其中《素灵微蕴》和《四圣心源》是综合性、系统性的医学著述，其他医著都是专著性的，这些医著，全面系统地阐述了我国唐代以前的医学理论。

《周易悬象》《玉楸子堂稿》未能刊就，底稿已不知所存（1957年，当地老中医曾搜集全稿，联系卫生局印刷，当时的县卫生局长徐松芳将稿捎至省卫生局，后未刊成）。《昌邑县续志》光绪三十三年记载：黄元御“著《四圣心源》《伤寒悬解》《素灵微蕴》《伤寒说意》《四圣悬枢》《长沙药解》《玉楸子堂稿》《玉楸药解》《灵枢悬解》《素问悬解》《难经解》《周易悬象》《道德经解》共十三种，刊行者八种”。可见写志时，除8种外皆系地方抄本，当时有《玉楸子堂稿》存本。

此外，在昌邑还发现黄元御《药性解》（丙子年手抄本）和《黄氏医抄》木版印刷本十数卷。

二、著述类别及内容

（一）注疏经典类

黄元御针对当时医界不思经旨，不究辨证，固守成方的弊端，“杜门谢客，罄心渺虑，思黄帝、岐伯、越人、仲景之道，三载而悟，乃知夫圣人之言冥冥，所以使人盲也”。他认为要想纠正当时医界不谈辨证，滥用寒凉的弊病，必须正本求源，应把四大经典，即岐黄的《内经》，秦越人的《难经》，张仲景的《伤寒论》和《金匮要略》，视为金科玉律，放到至高无上的位置，作为学医者的必读之书。同时，黄元御还认为，四部经典代远年湮，多有残缺。尤其是经过后人的多次整理，颠倒错乱失其原貌，故他力主错简之说而加以研究和注释。这类著作主要有：《伤寒悬解》《金匮悬解》《素问悬解》《灵枢悬解》《难经悬解》。

黄元御通过对所见四部经典传本逐一订正讹误，精心注释，反复推敲，并结合个人临床经验大胆发挥，撰写了多种有独到见解的传世之作，其影响颇为深远。清末张琦对黄元御医著给以高度评价，认为：“能读黄氏书，则推脉义而得诊法，究药解而正物性，伤寒无夭札之民，杂病无膏肓之叹，上可得黄、岐、秦、张之精，次可能叔和、思邈之说，下可除河间、丹溪之弊，昭先圣之大德，作人生之大卫。”

以下就黄元御注疏经典类著作，分别加以简要的介绍：

1.《伤寒悬解》

《伤寒悬解》，14 卷，卷首卷末各附 1 卷。撰于乾隆二十一年（1756），成书于乾隆十三年戊辰（1748）。黄元御对王叔和整理《伤寒论》的编次颇多疑议，力图“于破裂纷乱之中条分缕析，复其次第”。书中将《伤寒论》所载 113 条，分别六经病证，予以剖析贯穿，并注明本病、经病、腑病、脏病、坏病及传腑、传脏等不同情况，加以归纳整理，使之条理化，但其中也不乏主观片面的观点。

从《伤寒悬解・自序》观之，黄元御自雍正十二年甲寅（1734）损目后，除“上溯岐黄，伏读《灵》《素》”外，即开始研习《伤寒论》。前三年“考镜灵兰之秘，讵读仲景《伤寒》，一言不解，遂乃博搜笺注，倾沥群言，纵观近古伤寒之家数十百种”。虽“犹尔茫若，仰钻莫从”，却使其于“丁巳（乾隆二年，1737）仲春……恍然解矣”。《伤寒悬解》的学术价值及其精蕴之处，张琦在《伤寒悬解・后序》中言之甚详：“振坠绪于已绝，辨众惑于方竞，洵足维持玉册，彰显灵兰，剔弊反经，厥善有四。提挈阴阳，界画经纬。二气殊感，而应以营卫，六经递及，而统以巨阳。脏腑未入，则总解于经，风寒杂侵，则不越乎表。正始受之道，辟直中之误，善一也。聚讼之盛，莫若传经，为顺为逆，家执其承，或循或越，人异其说，是皆以腑为经，混传于人，未彻大旨，误解病情。夫部分相比，若堂室之毗连，表里攸悬，犹高卑之殊致，安能舍共由之户而遽窥内寝之门，捐拾级之阶而立连乃岗之顶，于是发腑脏传入之理，究阴阳衰盛之义，阳盛入腑，阴盛入脏，方其半入，则经腑相连，及其全归，则阴阳偏厉。启秘奥于片语，息横议于立谈，善二也。太阳为宰，少阳为枢，故于二经，各标坏病。经邪淹久，复加误治，病势转变，非复本经，自此而入正阳为胃实，归三阴为脏寒，随证处方，因逆为治。而昧者不察，仅割单词，以为方法，缺如略而不论，不知救败之法，备于诸策，失治之候，详于各篇。一经编第，灿若眉列，判阴阳之去路，着腑脏之发源，善三也。阳明虚证，终古不分，少阴急下，千秋未彻。阳消阴长，胃有转变之机，土燥水竭，肾有论亡之候，理涉疑似，必究其精，义存隐显，独得其是，凡诸病状，剖抉无遗。浚久没之巨川，薙丛生之枳棘，长波注海，经千折而靡停，周道如砥，历九轨而无阻，善四也。”

黄元御于气化学说，研习至精，造诣甚高，且融贯于其全部医著之中，诸生理、病变、药物之阐释，立法、处方、遣药之意旨，无不以气化为本，故黄元御以气化学说诠释《伤寒论》是很自然的，也是其《伤寒悬解》的特色之一，是其精髓所在。以气化学说注释《伤寒论》六经，始自清代张志聪，但黄元御可谓将其发挥至极。《伤寒悬解》卷首《六气司令》曰：“人有十二经，仲景《伤寒》，但立六经者，从六气也。”《伤寒说意》卷首曰：“经有十二，六气统之，两经一气，故曰六经。”又曰：“病则太阳是寒，阳明是燥，少阳是火，太阴是湿，厥阴是风，而惟少阴，则不从热化，而从寒化。”《四圣心源》卷二曰：“仲景《伤寒》，以六经立法，从六气也。六气之性情形状明白若揭，医必知此，而后知六经之证。六经之变化虽多，总不外乎六气。”纵观《伤寒悬解》，黄元御不但于卷首设专篇讨论气化，且于每经篇首亦以气化开论。如《伤寒悬解》卷十一《少阴经全篇·少阴脏病》开卷即曰：“少阴以癸水而化气于君火，无病之时，丁火下降而交水，癸水上升而交火，水火互根，阴阳交济，二气合为一气，故火不上热而水不下寒，及其一病，丁火上炎而为热，癸水下润而为寒，遂成冰炭矣。少阴病，但见其下寒而不显其上热者，以水能胜火而火不胜水，病则水胜而火负，一定之理也。”《伤寒悬解》卷十一《少阴全篇·提纲》曰：“少阴虽从君为化气，病则还其本原，寒水司权，有阴无阳。”如此则将心肾水火之生理关系、机理变化、从化本源、症状由来等阐释的至明至清，抉微灿然，为全篇经文的诠释，奠定了理论基础。不惟解读少阴，他经也是如此，合而共成此独具特色的《伤寒悬解》。所以然者，以黄元御气化学说之造诣精深也。

除了以气化解伤寒外，黄元御尤其强调里气、阳气在伤寒发病、传经、治疗、预后中的重要性，这也是其发掘张仲景《伤寒论》之秘奥，阐发其朴素的哲学观点及贵阳贱阴思想在治伤寒学中的具体体现。

《伤寒悬解》卷首《仲景微旨·寒热死生》曰：“阳生阴杀，显见之理。后世庸工，乃至滋阴而伐阳，泻火而补水。一临伤寒，先有传经为热之语横塞胸中，至于证脉阴阳，丝毫不解，人随药死，枉杀多矣。”《伤寒说意》卷首《里气解》曰：“风寒之伤人也，不能为寒，不能为热，视乎人之里气而为变者也。里气和平，则腑热不作，脏寒不动，始终在经，不能内传，但当发散其表邪，不必用温清补泻之剂也。里气非平，而表邪外束，腑阳盛者，则阳郁而生内热……后世庸工，悖谬不通，乃有传经为热，直中为寒，种种胡说。”

2.《金匮悬解》

《金匮悬解》，22卷，成书于乾隆十三年（1748）戊辰。黄元御在撰成《伤寒悬解》之后，立即转入《金匮悬解》的编著，乾隆十九年（1754）成书，因此二书的思路非常相似。此书将《金匮要略》的篇目、条文也重新进行调整编排，并进行一些删减，如删去“杂疗方第二十三”等3篇。黄元御认为，《金匮要略》治内伤杂病，以扶助阳气、运化气血、温煦脏腑功能为大旨，同时又兼采后世滋阴之说，推阐“阳自阴开，阴由阳降”之理，颇有见地。书中逐篇诠释原文，并详述四诊九候之法。在《金匮悬解》中，将《金匮要略》条文分成外感、内伤、外科、妇人四大部分，各部分又按类病法分类，每类各为一卷，卷前加对该卷内容的简述。“黄氏坤载于失次者序之，残缺者补之，扫尽俗家诸说，独探骊珠，遂使长夜漫漫，复睹智灯龙烛，岂非仲祖之功臣欤！”(《金匮悬解·叙》）黄元御谓《金匮要略》治杂病，大旨主于扶阳气，以为运化为本，自滋阴之说盛行，而阳自阴升，阴由阳降之理，迄无解者，因推明其意以成此书。书中于四诊九候之法，解释颇详。但在论治方面多从温燥立法，有其片面性。

3.《素问悬解》与《灵枢悬解》

至于《素问悬解》与《灵枢悬解》，黄元御以《素问》《灵枢》代远年湮，至“秦汉而后”，已“韦绝简乱”。致使“乖错舛互，譬之棼丝，不可理矣”。因参互校正，倡错简之论，而作《素问悬解》13 卷，《灵枢悬解》9 卷。对《素问》《灵枢》进一步整理研究，订正其讹误，恢复其原貌，以供师资，用传不朽。《素问悬解》13 卷，成书于乾隆二十年（1755）乙亥，以通行本《素问》81 篇的主要内容，分为养生、藏象、脉法、经络、孔穴、病论、治论、刺法、雷公问、运气 10 类，重予编次;《灵枢悬解》9 卷，成书于乾隆二十一年（1756），根据通行本《灵枢》81 篇的主要内容，按刺法、经络、营卫、神气、脉象、外候、病论、贼邪、疾病 9 类的次序重予编次。将通行本中错简者移正之，讹误者订正之，阙字者明示之。除极个别意义极为明了的经文外，每段经文均予诠释。释文探赜索奥，抉其微旨，条分缕析，融会贯通，内容宏富，文笔精练，特色鲜明，诚如《素问悬解·自序》所云:“淆乱移正，条绪清分，旧文按部，新意焕然。”如五运六气、南政北政，旧注以甲乙为南政，其余八干为北政。黄元御则谓天地之气，东西对峙，南北平分，何南政之少，而北政之多。并谓东西者，左右之间气，故不可言政，此南北二极之义，其论实为前人所未及。又如《素问悬解》中，黄元御据其精研《素问》二十余年之心得，谓:“旧本此篇

（指《本病论》）误在《玉机真脏论》，详其文理，与《标本病传论》义同，而非一篇。《本病论》原亡，取此篇补之……旧本《刺法论》亡，实误载于《诊要经终论》内，未尝亡也，今取彼文，以补此篇。”其论独辟蹊径，实为《内经》研究著述中之翘楚，堪资后学研习。

4.《难经悬解》

除《内经》外，黄元御复以《难经》“旧本有伪，复多所更定”，著《难经悬解》2卷，成书于乾隆二十一年（1756）丙子。五月十六日开始写《难经悬解》，五月二十二日书竣，前后仅用七天时间。黄元御对《难经》颇为赞叹，在《难经悬解·自序》中指出：“昔黄帝传《内经》，扁鹊作《难经》，《史记·仓公传》所谓黄帝、扁鹊之脉书。黄帝脉书即《内经》，扁鹊脉书即《难经》也。妙理风生，疑丛雾散，此真千古解人！其见五脏癥结，全恃乎此，不须长桑灵药，上池神水也。”

《难经悬解》，分上、下2卷。黄元御将八十一难次序重新调整，并一一诠释，对人体尺寸部位、脉法病能、气血营卫分属、左肾右命、泻南补北等经旨，进行了充分的阐述和发挥。他认为“岐黄而后，难《灵》《素》者，扁鹊耳”，做出《难经》的诠释，对继承和发扬扁鹊的高超医术有着重要的作用，可以“但使自今以往，当生者皆使之起，则扁鹊虽死，而其德大矣！”

（二）阐发经旨类

1.《素灵微蕴》

《素灵微蕴》，4卷，成书于乾隆十九年（1754）甲戌。该书开始写于1737年，书成于1740年，1754年5月修订。全书4卷26篇。一、二卷10篇，论述生理、病变和诊法；三、四卷16篇，通过医案、医话，论述内伤、杂病，探溯病源，剖析脉法。黄元御通过多年对《内经》的学习，并结合自己的临床实践，对《灵》《素》做了具有创建性的系统阐述，自成一家。

纵观此书，前 2 卷包括胎化解、藏象解、经脉解、营卫解、脏候解、五色解、五声解、问法解、诊法解、医方解 10 篇，归纳阐释四圣所述人之生理、病机、疾病、诊疗等基本理论，间及前人论述、诊疗之得失。后 2 卷，包括齁喘解、吐血解、惊悸解、悲恐解、飧泄解、肠澼解、脾胃解、火逆解、消渴解、气鼓解、噎膈解、反胃解、中风解、带下解、耳聋解、目病解 16 篇，以其经治之病例及自所患之目疾为本，阐释内科、妇科、五官科 16 种病证之原始要络，以概其内伤杂病之辨证施治的理法方药。既属医案，又非同一般医案，宗“四圣”之旨将病因、病机、诊断探讨分析得至精至微，治疗则调理中州以治其本，升清降浊以理其乱，而达阴平阳秘，气血调和，祛病延年之目的。黄元御以阴阳升降立说，尊崇《内经》、张仲景及孙思邈之论，虽多处诋毁历代名医，但不失为一部理论联系实践的有价值的医学著作。

书后所附跋《杝元赋》，对自己写作此书的原因和当时的心态做了剖析，可以说是黄元御性格的真实写照。

2.《四圣悬枢》

《四圣悬枢》，5 卷，成书于乾隆十八年（1753）癸酉。《四圣悬枢》卷一《温病解》曰：“时分冬夏，病殊寒温，气候不同，感伤也异。《伤寒》著于仲景，温病阐于岐伯，各有妙解，水火判然。自叔和混热病于伤寒，伤寒之理既永晦于千古，温病之义亦长讹于百代。后世庸工纷起，杀运宏开……横览夭枉，怆恨实多，作温病解。”纵观此书，前 4 卷分别论述温病、疫病、痘病、疹病之原始要终，均以六经辨证；卷五设为问答，补述前 4 卷之未详者，使“疫疠之义，元之又元”。治疗温病、温疫、疹病，注重透表清气、凉营泄热、益阴伐阳；力辟痘病、寒疫、疹病之讹，痛斥苦寒攻痘、戕伐阳气之谬。《四圣悬枢》中，黄元御之自拟方颇多，审其源流，亦宗“四圣”之旨，立方意旨彰显，遣药简洁，配伍精当，施之临床，卓有良效。如善用浮萍以治温，诚为良验。《四圣悬枢》卷一《温病解》曰：“地黄泄阳助湿，至下之品，至于温病，土燥而木枯，则反为灵宝，莫佳于此矣。”此论即是黄元御洞悉内伤外感之不同、寒温异气之殊分的写照。《四库全书总目》曰：“（黄元御）谓寒疫、温疫、痘病、疹病，皆由于岁气。世皆以小儿之痘为胎毒，非也，若能因其将发而急表散之，则痘可以不同。其说为宋以来所未有。”说明黄元御对疫疠病因认识之深刻，有别于宋以来诸医家。

3.《伤寒说意》

《伤寒说意》，10 卷，成书于乾隆十九年（1754）甲戌。黄元御以《伤寒悬解》文简义奥，非初学者所能通晓，故汇通张仲景大意而著此书，以开初学伤寒者之门径。其书仿《伤寒悬解》次第，分门别类，结构严谨，条理清晰，前后融贯，文笔精练。与《伤寒悬解》互为羽翼，一纵一横，抉《伤寒》之精蕴而无遗，堪资后学研习。

（三）融汇创新类

《四圣心源》

《四圣心源》又名《医圣心源》，10 卷，撰于乾隆十八年（1753）。作者将岐伯、黄帝、秦越人、张仲景视为医中“四圣”。是书阐发《内经》《难经》《伤寒论》《金匮要略》诸书蕴义：前 3 卷“天人解”“六气解”“脉法解”，是其基础理论部分；后 7 卷“劳伤解”“杂病解”“七窍解”“疮疡解”“妇人解”，论述内科、外科、妇科病症之“原始要络”。此书既是一部以临床医学为主，结合基础理论的综合性医书，又是一部将医学、医术、医道融于一体的医学著作。黄元御的学术思想，在此书中可见大概。

黄元御倡《内经》“善言天者，必有验于人”之古代“天人合一”的哲学思想，重点阐述“天人解”“元气解”和“六气解”。于“天人解”中尤为突出，从阴阳变化、五行生克、脏腑生成、气血原本、精神化生、营气运行、卫气出入等诸方面阐释“天人一也”的学术观点，谓为医者“未识天道，焉知人理”。“天道”者，大自然之垂象及其规律也，“人理”者，人之生理机理也，可见黄元御深谙“医易同源”之至理。诚如清·顾复初《重刻黄氏遗书·序》所言：“昌邑黄坤载先生，学究天人，湛深《易》理，其精微之蕴，托医术以自观。”其在“劳伤解”中，极力阐发“崇阳而卑阴”的学术观点，反对“贵阴贱阳”之说，虽言词偏激，亦为一家之言，对后世理论研究有重大意义。

《四圣心源》比较详尽地体现了黄元御的学术思想，其主要学术观点如下：

首先，黄元御重视中气为本，强调中气升降。他指出：“四维之病，悉因于中气。中气者，和济水火之机，升降金木之轴……人之衰老病死，莫不出于此。”因此，他强调“医家之要，首在中气”，强调“泄水补火，扶阳抑阴，使中气轮转，清浊复位，却病延年，莫妙于此”（《四圣心源·卷四·劳伤解》）。

其次，黄元御强调阳衰、水寒土湿、木郁因素，强调泄水补火、扶阳抑阴为治疗大法。《四圣心源·卷四·劳伤解》第一方黄芽汤就是一首崇阳补火、培土泄水的方剂。该书《杂病解》所列 51 首方剂，其中有 20 首是桂、姜、苓、甘配伍而成。《四圣心源》载黄元御自拟方 140 首，其中 107 方用甘草，73 方用茯苓，70 方用桂枝，39 方用干姜。

此外，黄元御认为“肝脾俱陷”“胆胃逆行”为常见病机，指出“大抵杂症百出，非缘肺胃之逆，则因肝胃之陷”。而“寒湿偏旺”，则是“脾陷胃逆之根”。他的“肝脾为病，易于郁陷；胆胃为病，易于逆行”的认识，十分符合临床实际，对于立法用药有一定的指导意义。黄元御崇阳卑阴的观点，正如他所反对的朱丹溪贵阴贱阳的观点一样，都有其时代的局限性。

但只要深入了解其片面性，扬长避短，取长补短，这两种学说都可给人以启迪，我们对两者都不能过分苛求。

（四）本草求真类

1.《长沙药解》

乾隆十八年（1753），黄元御鉴于历代本草书籍瑕瑜互见，虽有博大精深，“直窥渊海”者，亦存在徒乱人意的现象，即使李时珍搜罗宏富之《本草纲目》，也失于选材不严，“细大不捐”。因而，黄元御独运匠心，将张仲景《伤寒论》113 方，《金匮要略》75 方，并所用药物 160 味，予以编次，斠诠其理，写出独具风格的《长沙药解》，以药名、药性为纲，而以用此药之药方为目，首论性味，次述功效，复将仲景采用本药之方剂，一一列出，药以统方，方以证药。既明长沙法度，又详悉药物功用，并特别重视方剂组成、药物配伍，执简驭繁，重点突出。从而另辟蹊径，创开从药物性能研究经方之先河。

黄元御力倡“天人相应”，论方药亦主张既“言物性”，兼“与之晰人理”。阳湖张琦在本书序言中十分确切地概括了《长沙药解》的特点：“排比方药，以求其性；贯穿大义，以达其用；探赜索隐，钩深致远。”

2.《玉揪药解》

《玉揪药解》8 卷，成书于乾隆十九年（1754）甲戌。《玉楸药解》自序云：“癸酉春仲，既解长沙药性，仲景未用之药，散在后世本草数百千载，狂生下士，昧昧用之，以毒兆民。”“玉楸子悲忆昔人，怆念来者”，于甲戌六月“复作《玉楸药解》”，可见是为了补充《长沙药解》未解之药，纠正往日本草之非，以利兆民而作。该书从六月起笔，到八月二十五日书竣。所谓“诸家本草，其论有可用者，有不可用者，乃别择而为此书”。

《玉楸药解》8 卷，载药 291 种，以药物来源分为草部、木部、金石部、果部、禽兽部、鳞介鱼虫部、人部、杂类部。其中，卷一，草部，109 味；

卷二，木部，46味；卷三，金石部，36味；卷四，果部，34味；卷五，禽兽部，20味；卷六，鳞介鱼虫部，33味；卷七，人部，4味；卷八，杂类部，10味。每药之下，首述其性味归经，继述其功用主治，除个别药物引录《神农本草经》之论及前人论述得失外，均系黄元御之心得见解。书中结合病因病机阐述药物功效，注重药物间分析对比，强调药物配伍以明相辅相成，力主用药求本以使获得良效，反对服石求仙及滥用剧毒药物。遣方用药中也渗透出他贵阳贱阴，注重肝脾的学术观点。如黄元御在肉桂条指出："血中之温，化火为热之原也。温气充足，则阳旺而人康，温气衰弱，则阴盛而人病。阳复则生，阴盛则死，生之与死，美恶不同，阳之与阴，贵贱自殊。"又曰："肝脾发舒，温气升达，而化阳神。阳神司令，阴邪无权，却病延年之道，不外乎此。"同时，还指明扶阳之法的养生意义。指出"欲求常生，必扶阳气，扶阳之法，当于气血之中，培其根本"。此类观点，在他对药物的评价上也屡屡可见。如在助阳健脾药肉苁蓉条下说："方书称其补精益髓，悦色延年，理男子绝阳不兴，女子绝阴不产，非溢美之词。"在补骨脂条下说："温暖水土，消化饮食，升达肝脾，收敛滑泄、遗精带下、溺多便滑诸证，甚有功效。方书称其延年益寿，虽未必信然，要亦佳善之品也。"在苍术条的制法中说："苍、白二术，依法制之，量加暖水温中之品合煎，久饵实能延年却老。"其论述本于临床，见解独到，文笔精练，详略有致，切于实用，是黄元御遣方用药的代表著作，充分反映出其遣方不求味多，用药不求价高，方简药效的突出特点。此书实羽翼《长沙药解》之佳作。黄济在蜀本《黄氏医书八种·序》里说："余癸亥在资州，患失眠疾，医者言，人人殊，各尽所学，讫未霍然。甲子因公赴长沙，遇左君继明，为治颇效。见其为人主方辄有验，询之始知寝馈于黄氏医书者有年。其书理明辞达，迥异诸家，因携以入蜀。"

（五）文史著述类

1.《道德悬解》

《道德悬解》又名《道德经解》，现存一种王靖廷抄本，一函二册。但抄写确切年代及抄写人生平、与黄元御的关系，尚待考察。

《灵枢悬解・自序》中说："丙子二月，方欲作之（《灵枢悬解》），澹明居士请先解《道德》。《道德》（《道德悬解》）既成，于二月二十五日，乃创此草（《灵枢悬解》）。"可见，《道德悬解》写于乾隆二十一年（1756）丙子二月。从进入二月提笔述作，到二月二十四日稿成，可谓一挥而就。

黄元御对《道德经》的研究，是在做邑庠生时打下基础的。他在《金匮悬解・自叙》里说："百家诸子之论，率皆过目而冰消，入耳而瓦解。"在他的第一部医著《素灵微蕴》中，就曾引用老子弟子庚桑子的话，言"草郁则为腐，树郁则为蠹，人郁则为病"。在《素灵微蕴・序意》里说："玉楸先生，宰思损虑，气漠神融，清耳而听，明目而视。既遭庸医之祸，乃喟然太息，仰榱而叹曰：是余之罪也。夫昔杜子夏、殷仲堪辈，祸剧折肱，而未尝游思医事，后之病者，不能遁天之刑也。古之至人，视听不用耳目，自兹吾作庚桑子矣。杜门谢客，罄心渺虑，思黄帝、岐伯、越人、仲景之道，三载而悟，乃知夫圣人之言冥冥，所以使人盲也。"

2.《周易悬象》

《周易悬象》亦作于丙子年。《周易悬象・自序》中说："夫《周易》言推，乃演卦之法，而设象系辞，则无此意，其象传所云，刚来柔来诸语，皆于反对两卦，彼此互发，非自别卦推移而不得其说，穿连诸卦，牵缠轇轕，甚无谓也。仆于《易》理，十年不解。丙子三月，偶与元览处士烛下清言，间及王辅嗣《易》无互体之论，元览以系传非其中爻不备析之，默言而退，遂有仰钻之隙，既解《道德》《灵枢》，六月中，乃草《周易》。"

由上可见，黄元御从丙子（1756）二月写完《道德经解》后，于三月同元览处士谈论《易经》时，又想到应该把《易经》的“悬疑”做解释。于是六月中旬写出了《周易悬象》。《周易悬象·自序》中说：丙子“六月中，乃草《周易》。诸象元杳皆在说卦之中，临文有得，不烦蔓引株连，尔时翦烛夜研，辟户晨推。每讶心开，恒惊须断。迄于三灵元感，一线幽通。太璞既雕，大圜亦破。乃知圣经渊妙以至于此，水尽山穷，别开天地。”

黄元御很早就喜读《周易》。他在《伤寒悬解·自序》中说：“然文信不迁，《吕览》弗着，西伯非囚，《周易》何传，是巴蜀乃不韦之乐地，羑里为文王之吉宅也。仆也爱此两书，不敢续尾，今日顿启灵源，成兹元构，虽不媲美前哲，要亦可备一家之言也。”他不仅喜读《周易》，而且也乐于运用它。在第一部医著《素灵微蕴》的卷一《胎化解》里，就引用道“《易》谓乾道成男，坤道成女者，以坤体而得乾爻则成男，以乾体而得坤爻则成女，非秉父气则成男，秉母气则成女也”。黄元御通过研究《周易》，掌握了我国古代的阴阳辩证法思想，这对他的医学著述有很大的帮助。后来的学者对此评价颇高。完颜崇实在《黄氏遗书·序》中说道：“先生著书，以地元为主，以扶阳抑阴为义。窥其旨趣，盖原本大《易》，合符《河》《洛》，约契《参同》，所谓阴阳会通，玄冥幽微者。”顾复初在《重刻黄氏医书·序》中也说：“《老子》曰：知常曰明。又曰：上士闻道，勤而行之。中士闻道，若存若亡。下士闻道，大笑之，不笑之，不足为道。然则读先生是书者，可于此而得其微意所在矣。夫《易》言天道，而寄其用于卜筮，先生明《易》，而着其理于医术，天下事何浅之非深，何远之非近，岂独医为然哉！”他能用《周易》的原理对医术做出辩证的阐释，说明他对《周易》的研究是相当精透的。阳湖赵曾向在《重刻黄氏医书后》中评说道：“先生博极群书，尤邃于《易》，诸子百家，靡不精熟。”《周易悬象》《道德悬解》颇具特色，故为易、道研究的一家之说。可以说，黄元御是清代兼通医易的大家之一。

《四库全书》对黄的评语颇为苛刻:“大抵自命甚高，欲驾魏晋以来医者，上自黄帝、岐伯、秦越人、张机外，罕有免其诋诃者，未免师心太过，求名太急，惟其诂经乃颇能沿溯古义。”但对其《周易悬象》却颇为欣赏，谓:“在近人《易》说中，犹可谓有根据。”

《周易悬象》似道光后曾有刊行。赵汝毅的《灵枢悬解・跋》说:“甲午春，读《礼》之暇，率及门李、董两生，并日善成(《周易悬象》)。”“终能以《四圣悬枢》《周易悬象》等书见示也。”昌邑县于1957年曾由老中医刘德正收集到抄本《周易悬象》，报送山东省卫生厅。1960年，《昌邑县志・人物志》记载:“在大力挖掘祖国医学时，又发现黄元御抄本《玉楸堂稿》《周易悬象》两种。”

3.《玉楸子堂稿》

黄元御所著《玉楸子堂稿》的内容十分丰富，有医案医话、诗文辞赋、杂说随笔诸类。《玉楸子堂稿》中的医案医话，在昌邑传抄很广，有药简价廉，治病灵验的民间土方、验方；有怪病偏方，起死回生的神奇医案；也有天人相应，运用自然条件来却病养生的趣谈医话。由于人们在传抄《玉楸堂稿》时各取所需，所以该书有多个内容和书名都各不相同的抄本流传，有的名为《玉楸诗稿》，有的名为《玉楸文稿》，有的则名为《黄氏医抄》。后来刻印出版的《黄氏医抄》竟有十数卷之多。黄元御所著《玉楸堂稿》，因为文立意新奇，结句流畅，情感奔放，妙笔生辉，被人称“文驾魏晋之上”。

《周易悬象・自序》曰:“在昔文、周、孔子三圣传《易》，本兴神物，以前民用，百姓之愚，可以与能者也。顾三圣而后，非第百姓不能，而汉魏晋唐诸家传《易》，亦未得尽通，下至此后诸儒，经义全昧，而议论俗腐，辞理庸烂。三圣人安得有此等肺肠？盖《易》兴末世，蒙难而作。忧患深切，语多隐晦。言曲而事肆，旨远而辞文，龙跃虎变，风号雷惊，天语飞声，人闻失色。加之简策凌乱，章句舛互，泥其辞反失其意，拘其文乃背其情。临水投石，而没人不得；当空掷块，而明者不见。况于迂儒下士，测以胶固之心，解以株守之辞，化神奇为臭腐。对之，使人白日欲睡矣。萧山毛奇龄，以旷世逸才笺注五经，并皆精彻。惟其《易》解，仲氏推《易》之说（仲氏，奇龄兄，名锡龄），殊难为训。夫《周易》言推，乃演卦之法，而设象系辞，则无此意。其彖传所云，刚来柔来诸语，皆于反对两卦，彼此互发，非自别卦推移，而不得其说。穿连诸卦，牵缠轇轕，甚无谓也。仆于《易》理，十年不解，丙子三月，偶与元览处士烛下清言，间及王辅嗣《易》无互体之论，元览以系传非其中爻不备析之，默然而退，遂有仰钻之隙，既解《道德》《灵枢》，六月中，乃草《周易》。诸象元杳皆在说卦之中，临文有得，不烦蔓引株连，尔时翦烛夜研，辟户晨推。每讶心开，恒惊须断。迄于三灵元感，一线幽通。太璞既雕，大圜亦破。乃知圣经渊妙，以至于此，水尽山穷，别开天地。往于故纸堆中求之，宜其不得也。嗟乎，三圣明《易》，皆遭困危，是真《易》能困人耶？非《易》能困人也，不困不解耳。以《易》理之元，三圣于困中解之，况无三圣之才，欲于得意之际，砉然解焉，不亦难乎？所谓困亨者，此也。然则与欲求亨，不如守困矣。”

《四库全书》评价说：“元御字坤载，号研农，昌邑人。早为诸生，因庸医误药损其目，遂发愤学医。于《素问》《灵枢》《难经》《伤寒论》《金匮玉函经》皆有注释，凡数十万言，已别著录《医家类》中。大抵自命甚高，欲驾出魏晋以来医者，上自黄帝、岐伯、秦越人、张机外，罕能免其诋诃者。未免师心太过，求名太急。惟其诂经乃颇能沿溯古义。其训释以观象为主，其观象以《说卦》为主，而参以荀九家之说，亦兼用互体。大抵缘象以明理，不纠绕飞伏、纳甲之术，亦不推演《河》《洛》先天之说，在近人《易》说中犹可谓学有根据。惟好以己意改古书。并《彖传》《象传》于经，而合《文言》为一篇，此犹据郑玄本也（郑玄本《文言》自为一篇，见《崇文总目》）改《乾卦》之次序，使与《坤卦》以下同，此犹据王弼本六十三卦之例也。割《系辞》十九卦之说移入《文言》，于古仅吴澄有此说见《易纂言》，斯已无据矣。至《系辞》全移其次第，并多所删节，又割掇《说卦》以补之，《说卦》更多所改正。直以孔翼为稿本，而笔削其文，别造一经，尤非古法也。”

黄元御

学术思想

一、学术渊源

（一）精于训诂，通晓医易

受家学渊源影响，黄元御熟谙黄老之学，精训诂、易数，构成了他独特的知识背景，这种背景恰与传统中医的普遍认知结构相符合。黄元御擅训诂考据，在他各种经典悬解著作中随处可见。在其认知结构背景下所形成的医学思想，使黄元御成为儒医的典型代表。通过深入医家个体学术思想形成背景的研究，可以揭示中医学理论体系根植于传统文化的特殊性，这一结论对于继承和发扬中医基础理论有着重要的意义。同时，也对我们合理规划现代中医的教育、解决现代中医教育中存在的问题具有启迪作用。

（二）根植经典，极深研几

黄元御对中医典籍至为精熟，推崇黄帝、岐伯、越人、张仲景为医界“四圣”，对《内经》《难经》《伤寒论》《金匮要略》精研而有深功，著作颇丰。黄元御的著作，已知的有 14 种。其中，《伤寒悬解》《金匮悬解》《四圣悬枢》《四圣心源》《长沙药解》《伤寒说意》《素灵微蕴》《玉楸药解》《素问悬解》《灵枢悬解》《难经悬解》，都是黄元御学习经典的心得和发挥。

黄元御以《素问》《灵枢》，年代湮远，文次伪乱，倡错简之论。他以自己的研究心得，探索《内经》原貌，著成《素问悬解》和《灵枢悬解》两书。《素问悬解》按通行本《素问》81 篇的主要内容，分为养生、藏象、脉法、经络、孔穴、病论、治论、刺法、雷公问、运气 10 类，重予编次。《灵枢悬解》据通行本《灵枢》81 篇的主要内容，按刺法、经络、营卫、神气、脉象、外候、病论、贼邪、疾病9类次序重予编次。二书可称为《内经》研究中的独辟蹊径之作。

黄元御所著《难经悬解》，主要结合个人学识及阅读《难经》心得，对八十一难予以逐段注解，注文多为简要。

黄元御治古医经，无不以错简为说，他不像主张错简重订的后世医家那样推崇方、喻二人，他认为“四圣”之后，唯孙思邈不失古圣之意。他重订《伤寒论》条文，不遵风寒营卫或三纲鼎立之说，而是自成体系。首先，他提出寒温异气，认为“冬伤于寒”并非指冬日感冒寒邪藏而未发，而是指冬寒之日不知调养，伤精蕴热，至春夏温热之气引发内热而发，故表里皆热，五脏六腑皆受病。其二，他提出伤寒六经非皆经病。他认为唯太阳有经证，而他经均无纯粹之经证；阳明全言腑病，即使有经病也是腑病连经；三阴经皆言脏病，即使有经病，也是脏病连经；少阳经居半表半里，言半脏半腑，少阳经病乃脏病腑病连经。故经病总统于太阳一经，腑病、脏病则各经分治。

黄元御在撰成《伤寒悬解》之后，立即开始《金匮悬解》的编著，因此二书的思路非常相似。他将《金匮要略》的篇目、条文也重新进行调整编排，并进行一些删减，如删去“杂疗方第二十三”等3篇。他认为《金匮要略》治内伤杂病，以扶助阳气、运化气血、温煦脏腑功能为大旨。但黄元御又兼采后世滋阴之说，阐述“阳自阴开，阴由阳降”之理，言之颇见透彻。书中逐篇诠译原文，并详述四诊九候之法。在他的《金匮悬解》中，将《金匮要略》条文分成外感、内伤、外科、妇人4大部分，各部分又按原类病法分类，每类各为1卷，卷前加以短论，对该卷内容进行提纲挈领的阐述。

（三）独辟蹊径，广阐运气

黄元御的著作，言简意赅，执简驭繁，文古辞奥，自辟蹊径，不落前人窠臼，确具卓识。从中可见其推天地以及人，晓五运知六气，推理说意，崇阳卑阴，卓识不凡。例如，他认为“温中之品，合并久饵，实能延年却老，戊己转运，水火交济，环铅聚汞之理。医家不解，妄以滋阴之药，促命夭年，其可畏也”。其再三指责庸医，“汲汲于滋阴，战战于温补”。在治疗痰饮咳嗽中亦说：“凡临床咳嗽必用清润，至于滋阴伐阳茫然不知，致而土崩人亡，未有幸脱者。”

黄元御与诸家的最大不同点，在于广泛阐发五运六气之义，涉以伤寒、杂病、脏腑、经络、营卫、阴阳、表里、寒热、虚实各种病变，持论之高，实为诸家所不及。如他所说的五运六气并不局限于司天、在泉、南政、北政之说，而是从天地运行、春温、夏热、秋凉、冬寒自然气候的推移，和生、长、化、收、藏的自然作用，结合天人相应的道理，联系人体脏腑、经络、营卫等生理机理来论述的，所论均根源于《内经》，其谓“天有六气，地有五行，六气者，风、火、暑、湿、燥、寒；五行者，木、火、土、金、水。六气乃五行之魂，五行即天气之魄，人为天地之中气……六气五行皆备于人身。内伤者，病于人气之偏；外感者，因天地之气偏而人气感之。内外感伤，总此六气。”又曰：“人之六气不病则不见，凡一经病则一经之气见。平人六气调和，无风、无水、无暑、无燥、无寒，故一气不至独见。病则或风，或火，或暑，或湿，或燥，或寒，六气不相交济，是以一气独见。”还指出：“仲景伤寒以六经立法，从六气也。六气之性情形状，明白昭揭，医必至此而后知六经之证。六经之变化虽多，总不外乎六气。”考十二经统于六经，六经统于六气，天有六气，人也有六气。以上这些论述，均独辟蹊径。在他之前的张志聪，也有类似提法，但没有黄元御这样完善，可以一以贯之到每一疾病的各个方面。

（四）中气理论，应运而生

医家医学思想的形成，与其师承和自身实践有着极大关系。同时，家学渊源、自身的知识背景、性格特征也对医家有一定的影响。医家的实践经验，是从诊疗过程中不断丰富完善的。不同的患者群所表现出来的不同病症，无疑对医家医学主张的形成具有直接影响。在不同时代、不同物候条件下，患者所患的病症也有较大差异，故而运气也在一定程度上影响着医家的医学主张。在传染性疾病流行的今天，运气理论尤其具有借鉴意义。

黄元御医学思想的形成可能与运气有关，现引用陆九芝《世补斋医书》以及清代医家叶霖关于运气对医家医学思想形成影响的论述，来解释这种情况。

陆九芝认为,《内经》以七百二十气，凡三十岁而为一纪；一千四百四十气，凡六十岁而为一周；扩而大之，以三百六十年为一大运，六十年为一大气。五运六气迭乘满三千六百年为一大周天。黄帝八年起为第一甲子（下元厥阴风木少阳相火主之）；黄帝六十八年起为第二甲子（上元少阴君火阳明燥金主之）；少昊十八年起为第三甲子（中元太阴湿土太阳寒水主之）；其后第四甲子（少阳相火厥阴风木主之）；第五甲子（阳明燥金少阴君火主之）……一直到宋太祖乾德二年（962）为第六十二甲子起（君火燥金主之）……到明太祖洪武十七年（1384），为第六十九甲子起（湿土寒水主之）。刘河间（1110—1200）逝世前56年为燥金君火主令，故河间以火立论。张子和（1151—1231），晚河间数十年，长于攻邪，尤其是“下”法。李东垣（1180—1251），又晚张子和数十年。李东垣著书立言重在脾胃，尤其是脾阳，因其时为湿土当值。补中益气，确卓尔不群。朱丹溪（1281—1358）又晚数十年，主要行道于第六十八甲子，君火燥金主令。“阳常有余，阴常不足”这一顺乎天时的见解，后世非之，可叹。四家之说与天时相应，若仍感不足以让人确信，再例析数位：叶霖言钱仲阳生于北宋末年，行道于第六十五甲子，正值大司天的燥金君火主令，故治痘多用寒凉；后之陈文中救人于第六十六甲子，寒水湿土主令，故法重温补；至明时汪石山辨痘之治法，言：自嘉靖九年，治痘宜用清凉。此正值少阴君火主令之时也。“火运中有宜然者”。稍后至万密斋、聂久吾，治法又变，重温补，强调保元。因其时为寒水湿土主令也。后费建中又来著书立言，专主寒凉下夺，因治湿治寒之法，不可用于风木相火运气中，费氏将其书名为《救偏琐言》。此虽仅言治痘，但医家心法与运气相关的大致趋势已经显现。

张锡纯评黄元御、陈修园二人“用药恒偏于热”，其实黄元御著书立说时（1705 ～ 1758）独逢湿土主令，所以他才不惜笔墨地阐述“中气”的重要性，特别是脾阳的重要性，甚至批判朱丹溪等为“下鬼”。同样，陈修园主要行医于寒水主令之时。黄、陈二人用药多热，正是顺应天时的治法。黄元御认为，“医家之要，首在中气”，提出中气升降论。其曰：“中气升降，是生阴阳。”在病机上，黄元御认为，“百病之源，源于阳衰土湿”，应泻水补火，扶阳以抑阴，崇尚补火建中，温阳补土。当我们明白了黄元御所处时代的运气背景是湿土主令，他重视中气升降、重视阳气的思想便非常容易理解了。

（五）博极群言，勇于批判

黄元御在阐述其学术思想的同时，对宋元以降的历代名医极力批判，认为“泄火之论发于刘河间，补阴之法倡于朱丹溪，二悍作俑，群凶助虐，莫此为甚”。黄元御之所以对寒凉、养阴等学派如此深恶痛绝，究其原委，是与其患目疾之后医者数以苦寒发散遣治，致令“中外条固，夙无苛疾”者，一变而成“脾阳大亏，数年之内屡病中虚”的切身体验分不开的。而且，黄元御毕生致力于经典著作的研究，在临床上特别推崇扶阳抑阴之说，有时难免偏激，但瑕不掩瑜，其理论与经验十分值得探讨。

检读黄元御著作，可以认为他之所以力诋前人，是在“博搜笺注，倾沥群言……然后知群公著述，荒浪无归……古圣之书晦于训诂者固多，而后人之心误于疏者不少”的思想指导下，通过“掩关静拱”“游神千载之上”，对黄帝、岐伯、越人、张仲景遗著进行钻研，独立思考，在“哀彼下泉之人，念我同门之友”的激动情绪下提出的。比起那些读河间书只知清火，学东垣书百病皆补脾，看丹溪法而徒养阴，阅子和书唯知攻下之辈则强得多。

但从有关历史文献来看，后人对他的指责却同样严厉。如《清史稿》说他“自命甚高，喜更改古书，以伸己说；其论治病，主于扶阳以抑阴”。《四库全书总目》于《周易悬象》条说他“大抵自命甚高，欲驾魏晋以来医者，上自黄帝、岐伯、秦越人、张机外罕有免其诋诃者，未免师心太过”；于《玉楸药解》条，说他“大抵高自位置，欲驾千古而上之，故于旧说多故立异同，以矜独解”；于《金匮悬解》条，说他“大旨主于扶阳以为运化之本，自滋阴之说胜，而阳自阴升，阴由阳降之理，迄无解者”；于《四圣心源》条，说他“于《素问》《灵枢》《难经》《伤寒论》《金匮玉函经》五书，已各为之解，复融贯其旨以为此书，其文极为博辩，而词胜于意者多”；于《素灵微蕴》条，说他“其说诋呵历代名医，无所不至，以钱乙为悖谬，李杲为昏蒙，以刘完素、朱震亨为罪孽深重，擢发难数，谓之善骂矣”。以上这些指责，查看黄元御《伤寒悬解》自序，公然“自负古今无双”。《四圣心源》曰：“此义魏晋而后，绝无解者，先圣之法，一线莫传、凌夷至今日，不堪问矣。”还有“程氏郊倩较诸家，略有一线萤光，其余喻嘉言辈一字不解”的记载。事实确是如此，两者相较，誉之者一，毁之者七。奇怪的是，毁之者只从他个人心高气傲、目空千古、自命不凡这方面加以指责，而对于他的学术思想是否正确，学术成就的优点和不足，除《四圣悬枢》《金匮悬解》两条稍有触及之外，其余均只字不提。而对其诋诃历代名医，长期以来，竟未见有人出言辩护驳斥。可见，后人对他的学术思想与成就还是心折的，不过嫌他批评别人犀利刻薄，故少论列，其所著亦不盛行。

（六）敢于鸣辩，自成一家

黄元御对中医理论有深刻的研究和较高的造诣，对《内经》《难经》《伤寒论》和《金匮要略》经典中深奥阙疑、错简或悬而未解的地方多有校订、注解和阐发。其以岐黄之说为依据，重订诸条文，尤以错简立说而著名，而且在学术上亦敢于鸣辩。黄元御称黄帝、岐伯、秦越人和张仲景为“四圣”，可见其治学的重点所在。其毕生精力，大都放在对中医经典著作的研究和发挥上，致力于“畅发五运六气之义，以充伤寒脏腑、经络、营卫、表里、阴阳、寒热、虚实诸病变”，持论颇高，实为诸家所未及。故《四库全书提要》对黄元御的评价十分中肯，其曰：“考《伤寒论》旧本，经王叔和之编次，已乱其原次，元御以为错文，较为有据，与所改《素问》《灵枢》《难经》出自独断不同。”说明黄元御持之以法，论之有据；《四圣悬枢》条，说他“谓寒疫、温疫痘病、疹病皆由于岁气，世皆以小儿之痘为胎毒，非也；若能因其将发而急表散之，则痘可以不出，其说为宋以来所未有”。黄元御对内科杂症及方药的论述亦较多，而且也“法必轨理，病无遁情”，结合实际病例，论理脉证，原委明白，脉络清楚，其治疗经验亦甚丰富。

除了对阴阳学说、五行学说有较为深刻的阐发外，黄元御对藏象学说，特别强调气机升降，贵阳贱阴，所谓“人之大凡，阳盛则壮，阴盛则老，及其死也，神魂去而精魄存，气虽亡而质仍在也，于此可悟阴阳之贵贱矣”。黄元御治学，以《内经》理论为指归，崇尚气化，不拘形质，主张阳气健运不息为立身之根，脾胃枢机和谐为康复之本。因此，他借《内经》天人相应、阴阳五行、升降出入等理论，来阐发其“贵阳贱阴”“扶阳抑阴”的学术思想。“其论治病，主于扶阳以抑阴”，这是他彻头彻尾的主张，其所以诋诃历代名医的焦点也就在此。他是从先后天脏腑的阴阳升降而论证的。他认为“肾水上升，则火不上炎，心火下降，则制胜之权，终在肾水，所悖者生土以镇之，但土虽克水，而百病之作率由土湿，湿则不能克水而反被水侮。五行之理，水能克火而火不能克水，火能克水者，除伤寒承气证外，绝无而仅有，阴易盛而阳易衰，故湿气恒长而燥气恒消，阴盛则病，阳绝则死，理之至浅，未尝难知，后世庸愚，补阴助湿，泄火伐阳，病家无不夭枉于滋润，此古今之大祸也”（《四圣心源·卷二·六气解》）。在这个问题上，他既重视脾肾为人身根本，又阐发阴阳以阳气为主，和李中梓所说的先后天根本论、水火阴阳论，“补气在补血之先，养阳于滋阴之上”的主张，基本上是一致的。

清道光十二年（1832），阳湖张琦在《伤寒悬解·后序》说：“若乃游神千载之上，宅心万变之内，以意逆志，以理证道；会立言之微旨，揭作者至意，导巨源之千派，掣棼绪之众丝，智独析乎微芒，憾不留乎毫发；则振古铄今，未有如黄氏之盛者也。黄氏之学，博究天人，钩致深远，而于是书尤为精赡，振坠于已绝，辨众惑于方竞；询足维持玉册，彰显灵兰。”可见其对黄元御赞扬备至。

总之，笔者认为黄元御的学术思想，能融贯岐黄、越人、张仲景之要旨，钩深致远；从阴阳五行运气，阐述人体中阳升阴降的生理和病变，不落前人窠臼，理论上富有创见，卓然而自成一家，不愧为医中之杰。

二、学术特色

（一）理论基础

黄元御为清代医学大家，“博极群书，尤邃于易，诸子百家，靡不精熟”。儒、道、易的哲学思想，对黄元御医学思想的形成起了至关重要的作用。

黄元御对后天脾胃在人的生理及病理中的重要地位，认识十分精彻。他认为“清浊之间，是谓中气；中气者，阴阳升降之枢轴，所谓土也。枢轴运动，清气左旋，升而化火；浊气右转，降而化水；化火则热，化水则寒。方其半升，未成火也，名之曰木；木之气温，升而不已，积温成热，而化之矣。方其半降，未成水也，名之曰金，金之气凉，降而不已，积凉成寒，而化水矣。水火金木，是名四象，四象即阴阳之升降，阴阳即中气之浮沉，分而名之，则曰四象，合而言之，不过阴阳。分而言之，则曰阴阳，合而言之，不过中气所变化耳。”（《四圣心源·卷一·天人解》）因此对于内伤杂病之治疗，黄元御强调，通过调中复其脾升胃降之常，方能龙虎回环，阴平阳秘，从而达到愈疾之目的。

黄元御此论，虽源于《内经》，却别是一家。后人谓之“其源不尽出自医家”（清·欧阳兆熊《黄氏医书八种·序》），“盖原本大《易》，合符《河》《洛》，约契《参同》，所谓阴阳会通，玄冥幽微者”（清·完颜崇实《黄氏遗书·序》）。

阴阳五行学说的核心内容，是阴阳五行的运动变化，生化胜负反映的是气的升降出入，也就是升降气化。升降学说，是研究气的运动变化以解释宇宙现象的一种古代哲学理论。它认为气是构成宇宙的最基本物质，气通过不断运动变化而分成天地阴阳，即所谓“积阳为天，积阴为地”。天气下降，地气上腾，天地相交而再化生万物，即所谓“天地交而万物生，阴阳接而变化起”。我国古代医家在医学实践中运用了这一哲学观点，用以解释人体的生命活动及疾病的病理变化，形成了中医学独特的气机升降学说。

1. 气与升降

黄元御的气化学说是受古代哲学观念影响，渊源于气的一元论思想。气的一元论思想，起源于周秦时代，人们认为“气”是形成宇宙的物质基础，气的变化是万物生成的本源。如《易经》中说：“易生太极，是生两仪，两仪生四象。”所谓太极，其含义即具体物质形成之前的气，《姚氏周易学》在《乾卦》中说：“元者二气（阴阳）之始，万物之源也，当阴阳未分之际，称太极，即分之后称阴阳，阴阳在太极之期，本自和合，自身和合则不能生物，此所以太极必分二，二复相合。”至东汉时期，元气论的思想已比较成熟，如王充提出“元气自然论”的理论，认为世界万物的发生、消灭，都是由于元气的自然运动，气化升降的结果。这种朴素的唯物主义观点被应用于医学上，用以解释生命现象和疾病的发生。认为人的生命不是由于天的意志所决定的。如《论衡·命义》中说：“死生者，无象在天。”人体疾病的发生，也是有其一定的客观原因的。如《论衡·辨祟篇》中说：“人之疾病，希（稀）有不由风湿与饮食者。”这种唯物主义思想，对医学发展起到一定的促进作用。“元气自然论”的思想到了宋元时期，又得到进一步的发展。王安石等人进一步提出“元气论”，王安石说：“生物者，气也。”认为“元气”分化为阴阳，具体化为木、火、土、金、水五种元素，这五种物质元素的变化便形成了万事万物。北宋时期，张载也提出：“太和所谓道，中涵浮沉、升降、动静相感之性，是生絪缊相荡、胜负伸屈之始”；又曰：“太虚无形，气之本体，其聚其散，变化之客形尔。”说明宇宙之间充满了气，气本无形，由于气之运动变化而产生客观物质。这种元气论思想，从形成之始便渗透到中医学中来，在《内经》中反复提到人的生成在于气。如《素问·宝命全形论》中说：“天地合气，命之曰人。”指出天地阴阳之气上下相交，是人体生命形成的基础。《灵枢·本神》也说：“天之在我者德也，地之在我者气也，德流气薄而生者也。”《难经·八难》亦载：“气者，人之根本也。”黄元御的气化升降学术思想，既接受了古代元气论的思想，又阐发了《内经》关于气的理论，从而形成了独特的理论思想体系，在古代诸多倡导气化学说的医学家中独成一派。

2. 天地与升降

黄元御对生命奥秘的探求方法，与他当时的哲学思想是分不开的，他将人体生命本源的研究和天地本源的研究联系起来。在《四圣心源》卷一《天人解》中说：“善言天者，必有验于人；然则善言人者，必有验于天矣；天人一也，未识天道，焉知人理。”认为天人一理，不知天则不知人，欲知人则必先知天。

黄元御在《四圣心源》卷一《天人解》指出，宇宙在“太初阶段，清浊不分，一气混茫，阴阳既判，两仪始分，四象已兆，天地定位。天地之理，动静相召，动极则静，静极则动，静则阴生，动则阳化，阴生则降，阳化则升。”黄元御首言天道而继言人道，指出人亦如此。其曰：“人与天地相参也，阴阳肇基，爰有祖气，祖气者人身之太极也……祖气之内含抱阴阳，阴阳之间是谓中气，中气者土也。”认为人与天地皆由祖气变化而来，祖气内包含着阴阳二气，阴阳二气之间谓之中气，中气属土，蕴生万物。故而黄元御将人身形成过程归结为气化的过程：“人之初生，先结祖气，两仪不分，四象未兆，混沌莫名，是曰先天。祖气运动，左旋而化己土，右旋而化戊土，脾胃生焉。己土东升，则化乙木，南升则化丁火。戊土西降则化辛金，北降则化癸水，于是四象全而五行备。人以气化而不以精化也，精如果中之仁，气为仁中之生意，仁得土气，生意萌发，生长为芽，所以生人者，精中之气也。”又曰：“天地相旋，相生相成，在天成象，在地成形。天阳极于午，故午后一阴生，地阴尽于子，故子半一阳生。子午者，天地之南北也，水火也，日月也，坎离也，精神也，心肾也，婴儿姹女也。无独有偶，独阳不生，孤阴不长，天人一理也。”黄元御虽贵阳气，亦极重视人体阴阳左右回环，上下相抱之义，提出“阳如珠玉，阴如蚌璞，含珠如蚌，完玉似璞”“阴平阳秘，是以难老”的学术思想。

3. 阴阳五行与升降

黄元御认为，生男生女是一种自然现象。男子应坎，外阴而内阳；女子象离，外阳而内阴。男以坎交，女以离应；离中之阴，是谓丁火；坎中之阳，是谓壬水。阳奇而施，阴偶而承，丁壬妙合，凝结而成。结胎之始，阴阳未判，祖气混茫，阴阳运动，清浊肇分；清者为气，浊者为质；清者浮动，浊者沉静。动静之交，是曰中皇；中皇运转，五行攸分；五行生五神，五神生五气，五气产五精，五精结五脏，五脏开五官为门户，五脏舍五神；气以煦之，血以濡之，日改月化，潜滋默长，形完气足，十月而生，乃成为人。

水火感应，先后不同。壬水先来，丁火后至则阳包阴而为女；丁火先来，壬水后至则阴包阳而为男。乾道成男，坤道成女。坤体而得乾爻则成男，以乾体而得坤爻则成女，乾坤互求，坎离相交，男女媾精，丁壬妙合，成男成女，至理渊微，尽在数理之中。

黄元御论述脏腑生理功能，曾引《列子》“属天者，清而散，属地者，浊而聚”，言六腑秉于天气，故泄而不藏，五脏秉于地气，故藏而不泄。在脏腑整体功能中，重视脾胃与中气的升降作用，认为升降阴阳之权全在乎中，在中者土也，己土升则乙木上达而化清阳，戊土降则辛金下行而化浊阴。脾胃位乎中宫，为一身之元气，与人的健康长寿、疾病与衰老关系密切。这些学术观点，实源于易学的“位”“时”“中”的时空哲学概念，《周易》提出“贵乎得中”。黄元御将脾胃同中气的升降出入固守斡旋作用，贯穿于全部学术思想之中。如《素灵微蕴·噎膈》谓：“中气在阴阳之交，水火之分，不燥不湿，不热不寒。脾升则阳气发生而化湿，胃降则阴气收敛而化燥。清阳化火乃为热，浊阴化水乃为寒，然则坎离之本，是在戊己，戊己之原，实为中气。”《周易参同契》谓：“坎戊月精，离己日光……土旺四季，罗络始终，青赤白黑，各居一方，皆秉中宫，戊己之功。”实同出一源。

4. 五运六气与升降

五运六气，是象数医学的重要组成部分。黄元御于此研究极深，从六气之“从化”“偏见”“本气衰旺”，阐释脏腑的生理功能和病理变化，以及确立理法方药等。《四圣心源·六气解》谓：“六气乃五行之魂，五行乃六气之魄，人为天地之中气，秉天气而生六腑，秉地气而生五脏，六气五行皆于人身。内伤者，病于人气之偏；外感者，因于地气之偏，而人气感之。”

黄元御认为，太阴脾土升自水分，因从水分而化湿；阳明胃土降于火位，因从火位而化燥。太阴之湿济阳明之燥，阳明之燥济太阴之湿，燥湿调和，中气斡旋，是以胃纳脾消，吐利不作。但太阴脾以湿土主令，阳明胃从燥金化气，辛金己土俱属太阴，而辛金己土不如己土之湿，庚金戊土俱属阳明，而戊土不如庚金之燥，缘化于人，不敌主令于己者之旺也。人之衰也，火日亏而水日盛，燥日消而湿日长，则中气凝郁，枢轴不运，升降反作，脾陷胃逆。

（二）理论特点

我们通过学习、疏理、研究黄元御医学著作的内容，将其医学理论特点归纳为：立中气、升降立论；重阳气、扶阳抑阴。

黄元御认为：“医家之要，首在中气。”中气为阴阳五行之本，而阴阳五行又是万物生化之源。黄氏秉承《内经》“升降出入，无器不有”，视人为一“器”的观点，提出中气升降论，他说：“中气升降，是生阴阳。”认为中气以升降为机，出入为用，然后继推四维以全机变（四维即除脾外的四脏）。在对疾病的认识上，黄氏将气（肺）病、血（肝）病、精（肾）病、神（心）病，皆从中气升降立论，谓之“四维之病，悉因于中气”，从而创立了独特的黄氏升降理论。

黄元御重阳气，贵阳贱阴，认为阳主阴从。“阳盛而病者，千百之一，阴盛而病者，尽人皆是”。充分强调正气，即人体自身免疫力、抵抗力。黄氏甚至认为阴虚证的产生，也源于中气之虚衰。他说：“胃以阳体而含阴魄，旺则气化而阴生。”黄氏认为阳虚证的关键是脾土虚。脾以阴体而抱阳魂，旺则阴生而阳化。如“脾土不升，木火失生长之政，一阳沦陷，肾气渐亡，则下寒而病阳虚”。

中医理论的发展往往建立在对病因病机的突破上，历代有建树的医家莫不如此，在病机上黄元御认为“百病之源，源于阳衰土湿”，故应泻水补火，扶阳以抑阴，崇尚补火建中，温阳补土。

另外，黄元御非常重视六气，认为天人相应，他以六气统十二经，以六气来论述人体的生理和功能。在病因上多着眼于疾病存在的条件，认为内伤者病于人气之偏；外感者病于天气之偏而人感之。每一气应两经，有司化、从化之不同。又以《伤寒论》六经不及六气，主张以六气统六经，认为六气与人体五脏六腑相应，故对伤寒立论也以六气所化为基础。黄元御的独特见解，对六气、六经和脏腑关系的病机理论有很大的发展，十分值得我们探索和挖掘。

1. 万物生土

（1）胎由土养，中气为本

黄元御把对人体生命本源的研究和对天地本源的研究联系起来。他说：“人与天地相参也，阴阳肇基，爰有祖气，祖气者人身之太极也……祖气之内含抱阴阳，阴阳之间是谓中气，中气者土也。”黄元御以气化为基本观点，提出了“祖气”学说来揭示生命的本源，认为祖气是生命的开始，祖气内含的阴阳是生命本身固有的两种相互对立和相互消长的动力关系，只有阴阳不断的升降变化，方可使人体生命发育。

黄元御重视中气，突出表现在他对中气影响生发化育的认识上。他认为人胚之化成和胎儿生长的过程都与中气有关。指出胚胎由土气所滋养，在成胎之始，两精相抟，二气妙凝，清气上升，浊气下降，阴阳肇基，血来濡养，化生神魂，气来温煦，化生精魄。气统摄于肺，血藏之于肝，而气血之根则在于土。“中皇运转，阳中之阴沉静而降，阴中之阳浮动而升”。由于中土之气的升降斡旋而化五神，生五气，产五精，结五脏，开五官，“日迁月化，潜滋默长，形完气足，十月而生，乃成为人”。他说：“土者，所以滋生气血，培养胎妊之本也。木火以生长之，金水以收成之，土气充周，四维寄旺涵养而变化之，五气皆足，十月而生矣……土则四象之中气也，故养胎之要，首在培土。”(《四圣心源·卷十·妇人解》)

黄元御十分重视气化，表现在他将中气归结为主宰生命活动阴阳变化的原始动力和现实物质。他从五行学说的整体观出发，认为中气就是土，而中气有阴阳，分为己土和戊土；己土属阳主升，戊土属阴主降，人的生命形体即是在中气升降中形成的。他说：“祖气之内，含抱阴阳，阴阳之间，是谓中气，中者土也。”“中”即是土，因阴阳升降变化而分戊、己，戊土为胃，己土为脾。阳升则生木火，阴降则生金水，从而用木、火、土、金、水逐一生成来说明以肝、心、脾、肺、肾为核心的各组织结构的生长发育过程，在《四圣心源》卷十《结胎》中总结为：“盖胎妊之理，生长于木火，收藏于金水，而四象之推迁皆中气之转运也。阳蛰地下左旋而化乙木，和煦温畅，万物资生者，己土之东升也；阴凝天上，右转而化辛金，清凉肃杀，万宝告成者，戊土之西降也。木升火化而胎气畅茂，金降水凝而胎气坚完。”黄元御在《素灵微蕴》一书中，就曾用比类取象的方法解释了气化的重要性。其曰：“两精相抟，合而成形，未形之先，爰有祖气，人以气化而不以精化也。精如果中之仁，气如果中之生意，仁得土气，生意为芽，芽生而仁腐。故精不能生，所以生人者，精中之气。”强调了精中之气是生命的根本，气化是实现生命活动的第一关键所在。

中医学的气机升降学说，主要研究人体内气的运动变化规律。黄元御在其医著中独辟蹊径，对气的升降运动做了详细的论述，将气机运动的根本归结为中气的作用。气的运动产生了气化，推动了精、血、津、液的化生、代谢及相互转化，也推动了这些营养物质与脏气的相互转化，从而维持了人体正常的生命活动。

（2）中气升降，脏腑生成

黄元御据《河图》“天一生水，地六成之，地二生火，天七成之，天三生木，地八成之，地四生金，天九成之，天五生土，地十成之”之论，谓五行之生成，乃因于阴阳之气的作用。故曰：“五行皆以气而不以质也，成质则不能生克矣。”再如，从四时、方位、气候、变化诸方面，联系脏腑生成、气血原本、精神化生等，阐释气化之原理、脏腑气机升降传化之生理及病变之因由。至于对《尚书·洪范》“木曰曲直、金曰从革、火曰炎上、水曰润下、土爰稼穑”之论，则从秉气、升降方面详予阐释，以探求五行根源。黄元御认为，中气为阴阳五行之本，而阴阳五行又是万物生化之源。

五行相生中寓有相克，这是五行学说的核心。黄元御提出五行生克在于五行之气而非五行之质，并将天气配属五行，从而将天、地、人纳入五行气化的整体研究系统之中，即所谓“五行至理，有生有克，其相生相克，皆以气而不以质也，成质则不能生克矣”。（《四圣心源·卷一·天人解》）又谓：“五行之理，相生以气，非相生以质，地之木火土金水者，五行之质也。天气风火燥湿寒者，五行之气也。”（《素灵微蕴·卷一·藏象解》）木、火、土、金、水，代表着五行中五种基本物质的含义不是最重要的，其重要意义在于它所指代的功能，所谓“其相生全是气化，非木之质生火，火之质生土，土之质生金，金之质生水，水之质生木也，成质则不能生矣。”（《素灵微蕴·卷一·藏象解》）故而人体脏腑的生成和运转是气化相生的结果。

黄元御认为，脏腑的化生，根于阴阳；而阴阳之变，根于中气。中气升降，脏腑得成。中气左旋，则为己土；中气右旋，则为戊土。己土上行，阴升而化阳，阳升于左则为肝，升于上则为心；戊土下行，阳降而化阴，阴降于右则为肺，降于下则为肾。肝属木而心属火，肺属金而肾属水，此为人五脏之五行。五脏生成之后，再化生六腑，而生化之源则在于中气。中气旺，则脏腑之气旺；中气衰，则脏腑之气衰。黄元御指出：“己土上行，阴行而化阳，阳升于左则为肝，升于上则为心；戊土下行，阳降而化阴，阴降于右则为肺，降于下则为肾。肝属木，心属火，肺属金而肾属水，是人之五行也，五行之中，各有阴阳，阴生五脏，阳生六腑。”又曰：“肺肝心肾，四象攸分，实则脾胃之左右升降而变者也。”（《四圣心源·卷三·脉法解》）可见脏腑的生成，是中气升降作用的结果。中气升降有序是脏腑赖以长养的基础，也是脏腑功能得以实现的关键保证。故黄元御又指出：“土为四维之中气，木火能生长者，太阴己土之阳升也。金水之能收藏者，阳明戊土之阴降也。”（《四圣心源·卷二·六气解》）

五脏之间的有机联系，也是由于五脏之气的升降运转。如黄元御在《素灵微蕴·卷一·藏象解》中说：“五脏之部，心位于上，肾位于下，肝位于左，肺位于右，脾位于中”；又曰：“谷气为阳，升于心肺，谷精为阴，入于肝肾。肾为纯阴，阴极则阳升，心为纯阳，阳极则阴生，故上亦有精，下亦有气。下之气，阳之根也，上之精，阴之根也。”以此说明五脏之间精和气的升降转化关系。精属阴，气属阳，精在下入肝肾，精可化为气，而上蒸心肺；气在上入心肺，气可化为精，而下沉于肝肾。此上下相交，为气化之动态。这种上下相交，是以阴阳互根为气化基础的。又如在《素灵微蕴》卷四《耳聋解》中说：“阴根于阳，阳根于阴，阴生则浊，阳生则清，清者必升，浊者必降。盖水为纯阴，而内含阳气，此气左升，则化木火，是清阳出于浊阴之中也。火为纯阳而中抱阴精，此精右降则化金水，是浊阴生于清阳之内也，肾水之内一阳常升，心火之中一阴常降。”此言气化之根基，即阴中包含有转化为阳的因素，阳中包含有转化为阴的因素，事物才有转化的可能。

此外，黄元御认为，中气又为经络之根本，荣卫之所化源。他说：“中气者，经络之根本；经络者，中气之枝叶。根本既茂，枝叶必荣；枝叶若萎，根本必枯。肝脾主荣，肺胃主卫，皆中气所变化也。”（《长沙药解・卷一・人参》）

（3）中气升降，气血化生

中气升降有序，气血精神方能正常化生。黄元御指出：“水谷入胃，脾阳消化，渣滓下传而为粪溺，精华上奉而变气血。气统于脾，血藏于肝，肝血温升而化阳神，肺气清肃而生阴精，五脏皆有精，悉受于肾。五脏皆有神，悉受于心，五脏皆有血，悉受于肝。五脏皆有气，悉受于肺。总由土气之所化也。”（《四圣心源・卷一・天人解》）可见由于脾胃的升降，水谷才得以受纳消磨，精微之气得以上奉而化生气血。脾气散精，气血流布，润泽五脏，精神得养，五脏安宁。

（4）五行气化，中气为轴

黄元御认为，中气即土气，“中气者，土也”。中气左旋则为己土，中气右旋则为戊土，戊土为胃，己土为脾，因而中气实指脾胃之气，中气含阴阳。“阴阳之间，是谓中气”。其曰：“土居四象之中，得五味之和，五气之正。不酸不辛，不苦不咸，其味曰甘。不腥不臊，不焦不腐，其气曰香。味为阴而气为阳，阳性动而阴性静。以其味甘，则阴静而降；以其气香，则阳动而升。升则己土左旋，而水木不陷；降则戊土右转，而金火不逆。”（《长沙药解·卷一·大枣》）脾胃能够升降，主要由其特性而决定的。又说：“盖中气者，交济水火之枢，升降金木之轴，枢轴输转，水木升而金火降。”

黄元御对五脏的气化升降，特别强调中气的作用，认为中气是气化升降之轴枢，中气运转则五脏之气升降不已，阴阳相交。如在《素灵微蕴》卷三《飧泄解》中说：“土者如车之轮，如户之枢，四象皆赖以推迁……五运流转，故有轮枢之象焉，轮枢运则火下炎而浊降，水上润而清升，是以坎离独斡乎中气。”其中，脾为阴，胃为阳；但脾以纯阴而含阳气，有阳则升；脾气上浮，阴升而化阳；阳升于左则为肝，升于上则为心。胃以纯阳而含阴气，有阴则降；胃气下降，阳降而化阴；阴降于右，则为肺；降于下，则为肾。黄元御不但以中气的阴升阳降，来说明肝、心、肺、肾四脏的生成发育，并认为中气升降浮沉推动了四脏的功能活动，加强了五脏之间的功能联系，促进了五脏功能的协调。

（5）阴阳互根，升降之源

黄元御在五行升降中，还提出了阴根、阳根说。他认为“火中之液，是曰阴根”“水中之气，是曰阳根”。阴根为离中之阴，即心阴；阳根为坎中之阳，即肾阳。从气机升降角度讲，心阴、肾阳即真阴、真阳，或称元阴、元阳。元阳发动，则蒸腾肾阴化精气。藉木气上升而济心，以补心阴，心阴得资则静谧，下掣心火化浊气；藉金气清降而至肾，以济肾阳，如此则水火既济，心肾相交，即所谓“阳性浮动，其根一生则浮动而亲上”“阴性沉静，其根一生则沉静而亲下”。阴根、阳根必须各在其位，才可发挥作用。阴根存于心火之中，阴根上报而滋养心神，则神发而明。因阴根上报，则能牵掣心火下降以交肾。故“神发于心而交于肾，则神清而不摇”。阳根潜于肾水中，阳根下潜，护卫阴精。精藏而供生长发育及生殖。因阳根下潜，才能鼓动肾水上腾以交心。故“精藏于肾而交于心，则精温而不走”。

因此，黄元御特别强调阴根、阳根的重要性。其云：“阴中有阳则水温而精盈，阳中有阴则气清而神旺。”若心阴亏虚，阴根不得上抱，不能牵掣心火下降，则心火亢炎，阳神飞荡而不守，故生惊悸、失眠、多梦等症；若肾阳势微，阳根不得下潜，不能温固肾精，蒸化肾水上腾，则肾精不固而驰走，病见遗精滑泄。肾水不上腾而下流，病见遗尿失禁。

心火下交于肾，肾水上交于心，水火既济，不寒不热，才能保持精神旺盛，身体强健。是以“火位于上，水位于下，水寒而下润，火热而上炎。人之生也，水火必交，交则火胎于坎，而水不寒；水孕于离，而火不炎。水火相交，爰生湿气，土位在中，是以性湿，火燥水湿，自然之性。土生于火，而土之湿气，实化于水。水火之交，全赖乎土，己土左旋，坎阳东升而化火；戊土右转，离阴西降而化水，水火互根，寒热交济，则胃不偏燥，而脾不偏湿，阴阳和平，是以无病”（《长沙药解·卷四·茯苓》）。

黄元御进一步指出，心肾水火交济的原动力，应责之阴根阳根，即心阴肾阳。在临床上，对心肾不交一类的病证，不要只看到心火、肾水之不足，还应认真分析阴根、阳根是否有亏。水不济火固可因肾水不足，不能上济心火而致心火亢炎，但阳根亏虚，肾阳虚衰，不能鼓动肾水上济亦可使心火亢炎，形成下寒上热的心肾不交证。此时，治疗就应着重温补肾阳，可用天魂汤合交泰丸加减治之。肾阳得补，则能蒸化肾阴上济心阴，则心火自不亢炎。同样，火不济水固可因君火虚衰，不能下温肾阳，以致心肾阳虚水湿泛上；而心阴不足，不能牵掣心火下降于肾，亦致心火炎上，肾水下寒而形成上热下寒的心肾不交证。此时，治疗应着重滋补心阴，兼清心火，可用黄连阿胶汤加减治之，心阴得滋则能牵掣心火下济肾水，自无上热下寒之患。

总之，阴阳升降是彼此互根的，阴中有阳，阳中有阴，才能使阳升而不热，阴降而不寒，不寒不热，保持脏腑的功能调和及动态平衡。所以黄元御说："阴阳之理，彼此互根，阴降而化水，而坎水之中，已胎阳气；阳升而化火，而离火之中，已含阴精。水根在离，故丙火下降，而化壬水；火根在坎，故癸水上升，而化丁火。癸水化火，阴升而化阳也，是以丁癸同经，而少阴以君火司令，丙火化水，阳降而化阴也，是以壬丙同气，而足太阳以寒水司权。阴阳交济，水火互根，此下之所以不寒，而上之所以不热也。"（《长沙药解·卷四·附子》）

（6）中气升降，生生不息

在黄元御著作中，倡导气化升降之说。他认为一切事物的发生，都是由于气的运行变化所致。气是原始的物质，由于气的不断运行，上下升降，清者浮轻而善动，浊者沉降而善静。动者为阳，静者为阴，由于阴阳的变化而产生万物。如《素灵微蕴》卷一《胎化解》中说："天地之理，动极则静，静极则动，静则阴生，动则阳化，阴生则降，阳化则升，降则为水，升则为火。"这种阴阳升降，水火成形，是气的运行变化的结果。这种阴阳升降，是相生相成，相互转化，处于不断的矛盾运动之中，即所谓"阳中之阴，沉静而降，阴中之阳，浮动而升，升则为火，降则为水，水旺则精凝，火旺则神发"。说明"精"与"神"也是阴阳运动变化的结果，而且这种变化具有普遍性和恒动性。如其曰："火中之阴下降为水，水中之阳上升为火。"精与神也是相互转化，相互滋生的。如在《素灵微蕴》卷三《惊悸解》中说："心藏神，肾藏精。人之虚灵善悟者，神之发也；善记不忘者，精之藏也。而精交于神，神归于精，则火不上炎，水不下润，是谓既济。精不交神，则心神飞越，不能知来；神不归精，则肾精驰走，不能藏往。"

大则万事万物，小则人体各部都存在相互制约关系，而且阴中有向阳转化的因素，阳中又有向阴转化的因素，这种既相反又相成的内在因素，是事物发生变化的条件。黄元御还认为，事物转化的动力在于气，如以精与气的关系而言，精为阴，气为阳，精为基础，气为动力。黄元御在论述胚胎形成的过程时说："人以气化而不以精化也，精如果中之仁，气如仁中生意，仁得土气，生意为芽，芽在而仁腐，故精不能生，所以生人者，精中之气也。"又如，强调五行的相生相克亦在于五行之气。其在《四圣心源》卷一《五行生克》中说："五行之理有生有克……其相生相克，皆以气而不以质也，成质则不能生克矣。"这种气化生成万物的观点，贯穿于黄元御的所有著作之中，是其主要的学术思想。

黄元御说："中气升降，是生阴阳。"中气升降，使全身气机协调统一。而人体各部分功能的协调统一，又是以脾胃为枢纽来调节与维持的。人体的生命活动离不开气血，气血是由中气所变化而化生的，即气血源于脾胃。《灵枢·玉版论》明确指出："人之所受气者，谷也；谷之所注者，胃也；胃者，水谷气血之海也。"《素问·玉机真脏论》云："五脏皆禀气于胃。"胃是向全身供给营养的脏腑。《素问·太阴阳明论》云："必因于脾乃得禀也。"黄元御引申其义，认为人体精华的滋生、输布，无不由于脾胃之升降。精华上奉而为气血，气统于肺，血藏于肝，肝血温升则化为阳神，肺气清降则化为阴精，如此则五脏皆受精于肾，受神于心，受血于肝，受气于肺。而血之流注，气之输布，皆统于中气。所以，气、血、精、神实为一物，悉由于中气之变化。

中气的升降，既表现为清浊之升降，又表现在阴阳相引、水火共济的状态中。阴生于上，胃以纯阳含有阴气，有阴就能降，浊气下降，则清虚而善容纳；阳生于下，脾以纯阴而含阳气，有阳便升，清阳上升，则温暖而善消磨。中气正常升降，化生阴阳，阴阳二气上下迴周，则清阳生发于木火而不至下陷，浊阴收藏于金水而不至上逆，故有“浊气不逆则阳降而化阴，阳根下潜而不上飞，清气不隐则阴升而化阳，阴根上秘而不下走，彼此互相，上下环抱，是曰平人”（《四圣心源·卷四·劳伤解》）。

黄元御论气机升降，不但认为阴阳二气升降不息，而且指出五行亦有升降之性。他在《四圣心源》卷一《阴阳变化》中说：“清气右转，降而化水，化火则热，化水则寒。方其半升，未成火也，名之曰木，木气之温，升而不已，积温成热而化火矣；方其半降，未成水也，名之曰金，金气之凉，降而不已，积凉成寒而化水矣。五行之所以升降，是因为五行各具阴阳之性。木属阳，故左升；金属阴，故右降。木升化火，升极而降，故火宜清降；金降成水，降已而升，故水宜温升。即所谓“水宜浮而火宜沉，木宜升而金宜降”，如此构成了坎离交济，龙虎回环的升降运动。即“脾升则肾肝亦升，故水木不郁；胃降则心肺亦降，故金木不滞。火降则水不下寒，水升则火不上热。平人下温而上清者，以中气之善运也。”（《四圣心源·卷四·劳伤解》）由此可见，阴阳之升降，根源于中气之浮沉，木、火、金、水的生化亦根于中气。五行升降学说，有助于认识脏腑的生理特性，如心属火，心火清降则神明彰，血脉通利，无心火上炎之患；肺属金，肺气收降则气归下元，无气逆咳喘之病；肾属水，肾精蛰藏则化清气上腾而不下流；肝属木，肝气升发则气机条达而无抑郁。

黄元御认为，土为四象之母，心、肝、肺、肾四维之气，既逮中气升降所化成，各脏腑之气运行亦必以中气升降为本。五行之中又有阴阳，阴生五脏，阳生六腑，是以各有升降之机。此外，脏腑之气的升降变化，亦根于中气。其曰：“中气旺，则胃降而善纳，脾升而善磨，水谷腐熟，精气滋生，所以无病。脾升则肝肾亦升，故水木不郁；胃降而心肺亦降，故金火不滞。火降则水不下寒，水升则火不上热。平人下温而上清者，以中气之善运也。”（《四圣心源·卷四·劳伤解》）说明中气是维持人体阴阳平衡和脏腑气机升降有序的基础。中气健运则胃降而善纳，脾升而善磨，水谷腐熟、精气滋生而无病。于是脏腑得养，脾升肾肝亦升，水木不郁；胃降心肺亦降，金火不滞。如此火下降而水不下寒，水上升而火不上热，平人“下温而上清”。中气升降在人体生命活动中起着重要作用。其升降有序，斡旋得宜，方能引动四旁，四维健运，人体才能健康无病，生生不息。

总之，黄元御论升降，统五行升降，而在五行升降中，以中气升降为其纲领，在强调中气的同时，又提出了阴根阳根说，这些都是黄元御升降学说的特点。探讨黄元御的升降理论，对研究其学术思想，指导理论研究及临床实践，都有一定的意义。

2. 百病由土

《素问·阴阳应象大论》曰：“阴阳者，天地之道也，万物之纲纪，变化之父母，生杀之本始。”故以调整阴阳为中医治病的根本法则，以期达到“阴平阳秘，精神乃治”。黄元御认为，中土为驱使阴阳升降的动力。《四圣心源》卷一《阴阳变化》阐述说：“清阳上升，浊阴下降”“清浊之间是为中气，中气者，阴阳升降之枢轴，所谓土也。”以天时而言，中气运转使阴阳升降而有春夏秋冬；以人体而言，有脾胃升降，才有五脏六腑、四肢百骸的存在。脾胃为水谷之海，后天之本，故（《四圣心源》卷一《天人解》）中说：“中者，土也，土分戊己，中气左旋则为己土，中气右转则为戊土，戊土为胃，己土为脾，己土上行，阴升而化阳；戊土下行，阳降而化阴……五行之中各有阴阳。”

黄元御以脾为中州，为生化之源，有升降斡旋之功能，万物莫不归土，提出中气虚衰致使升降失常是变生百病的根本原因。黄元御的主要思想，是万物土中用事，所以在治疗上尽力扶阳补脾。

《素问·宝命全形论》曰：“人生有形，不离阴阳。”黄元御在其著作中，始终贯穿阴阳五行，用阴阳的消长与转化，以及五行的生克制化乘侮规律，来说明病理机制。如《四圣心源》卷十《带下》中说：“男子淋浊遗精，女子崩漏带下，病悉同源，而庸工不解，其所制各方无可用者。李氏用燥土温中，疏肝清下，蛰火愈精之法，数日而瘳。”可见黄元御与李东垣在治则上的认识非常相似。然黄元御推理说意崇阳补土为最，因“脾胃人身之坤元，至哉坤元，万物滋生，故脾胃为百骸之母”，他认为李东垣所以擅名当世者，“无他长焉，知脾胃之要耳”，又言：“庸医治病，坏人脾胃者多矣，此欲养其子者，先伐其母也，岂豫养之道哉。”

五脏是中医理论的核心，五脏和六腑为表里，五脏与筋骨脉肌皮、五官七窍、五华、五色、五味等相应，其气与五时相通，而形成五个功能体系。五脏的生理、病变，无不带来五体、五脉、五官、七窍、五华、五色的相应变化。黄元御应用气化升降的学术思想，来解释五脏之间的生理、病机关系。他指出：“脾升则肾肝亦升，胃降则心肺亦降”，“交济心火，升降金木之权，总由乎土”，由于中气的升降，构成了坎离交济，龙虎回环，使得五行升降协调，上下阴阳平衡。可见中气是五行阴阳升降的枢轴，是人体之太极，是构成人体和维持人体生命活动的原始物质和原动力。

《素问·五运行大论》曰：“肝生筋，筋生心，心生血，血生脾，脾生肉，肉生肺，肺生皮毛，皮毛生肾，肾生骨髓，髓生肝。”筋代表肝，血代表心，肉代表脾，皮毛代表肺，髓代表肾。张景岳根据这种相生关系提出可以通过治肝以补心，通过治心以补脾，通过治脾以补肺，通过治肺以补肾，通过治肾以补肝。五脏单有相生而无相克，则容易导致太过；单有相克而无相生，则容易导致不及。太过或不及，均不能保持机体的正常统一和健康的动态平衡。所以黄元御说：“相克者，制其太过也。木性发散，敛之以金气，则木不过散；火性升炎，伏之以水气，则火不过炎；土性濡湿，疏之以木气，则土不过湿；金性收敛，温之以火气，则金不过敛；水性降润，渗之以土气，则水不过润。皆气化自然之妙也。”（《四圣心源·卷一·天人解》）诚如张志聪所注：“此论六气承制而生化。盖五行之中，有生有化，有制有克，如无承制而亢极，则为害，有制克则生化矣，承者谓承奉其上而制之也。”黄元御又说：“木气过散，则土不坚，故敛之以收气。火性过炎，则金不肃，故聚之以藏气。土气过湿，则水不升，故散之以风气。金气过收，则木不达，故温之以热气。水性过润，则火不降，故燥之以土气。水升则火降，火降则金肃，金肃则木荣，木荣则土燥，土燥则水升。相生则无不及，相克则无太过。生则见变化之妙，克则见制伏之巧。”（《素灵微蕴·卷一·藏象解》）黄元御论述的精神实质，就是《素问·六微旨大论》所说：“相火之下，水气承之；水位之下，土气承之；土位之下，风气承之；风位之下，金气承之；金位之下，火气承之；君火之下，阴精承之。”正如《素问·六微旨大论》所说：“亢则害，承乃制，制则生化。”

（1）阳衰土湿，中气衰败

黄元御认为，中气一亏，阳衰土败，脾虚寒湿，则升降悖逆，致清阳不升，浊阴不降，或清浊相干，或水火不交，而诸病丛生。中气旺盛，脾升胃降，共同调节着气血的生化与整个机体气机的通调。若因某种因素导致了这一机制的失调，轻则生长缓慢，重则疾病百出，正如李东垣所说“内伤脾胃，百病由生”。

对于杂病，黄元御多从中气升降失调阐释。《素问·六微旨大论》曰：“出入废则神机化灭，升降息则气立孤危。”若中气升降出入发生障碍，就意味着生命活动的异常。所谓“中气衰则升降窒，肾水下寒则精病，心火上炎则神病，肝木左郁而血病，肺金右滞而气病……四维之病，悉因于中气”（《四圣心源·卷四·劳伤解》）。人体元气以脾胃为枢纽，才可上交于心肺，下连于肾肝，维持一种生生不息的状态。肝木主升，胆木主降；脾土主升，胃土主降；大肠金主升，肺金主降。水主升而火主降，此其常也，即“在下之气，不可一刻而不升；在上之气，不可一刻而不降”。否则“一刻不升则清气下陷，一刻不降则浊气上逆。浊气上逆则呕哕痰饮皆作，一切惊悸、眩晕、吐、衄、嗽、喘、心痞、胁胀、噎膈、反胃，种种诸病，于是生焉”（《长沙药解·卷一·半夏》）。

关于中气升降失司之原因，黄元御多责之于阳衰土湿。认为“阳性动而阴性止，动则运而止则郁”。阳气健运，则清升浊降。若阳虚而中气不运，则升降无主，必然导致四维不维，五脏失调而发病，所谓“脾陷胃逆……总以中脘之阳虚也”。又说：“胃主降浊，脾主升清，湿则中气不运，升降反作，清阳下陷，浊阴上逆。”黄元御在解释土湿居多的原因时说：“己土之湿为本气，戊土之燥为子气，故胃家之燥不敌脾家之湿，病则土燥者少而土湿者多”，“十人之中，湿居八九而不止也。”所谓“中气衰则脾胃湿盛而不运，土生于火而火灭于水，土燥克水，土湿则水气泛滥，侮土而灭火，水泛土湿，木气不达则生意盘塞，但能贼土，不能生火以培土，此土气所以困败也。”（《四圣心源·卷二·六气解》）黄元御再三强调，一切内外感伤杂病，尽起于土湿。其曰：“水易盛而火易衰，燥易消而湿易长，火衰土湿，丁火奔腾，而癸水泛滥，是以寒盛于中下也。盖火不胜水，自然之理，所恃者，壮盛之时，生土以制之，至其渐衰，母虚子弱，火土俱亏，土无制水之权，而火虚必败之势，寒水上凌，遂得灭火而侮土，火复而土苏则生，火灭而土崩则死，人之死也，死于火土两败而水胜也。”又说：“戊土之燥热，究不胜己土之寒湿，盖水能胜火，则寒能胜热，是以十人之病，九患寒湿而不止也。”这样就从脾胃燥湿的角度深入分析了中气升降失司之原因。

同时，黄元御还进一步指出土湿系由水寒所致。其曰："胃气不降，原于土湿，土湿之由，原于水寒之旺。"又言"脾陷之由，全由土湿，土湿之故，全因水寒，肾寒脾湿则中气不运"。阳衰、土湿、水寒，致使中气不运，升降失司，这是黄元御反复强调的一个重要方面。正是在这一思想指导下，他提出了"阳易衰而阴易盛"及"阳盛而生病者千百之一，阴盛而生病者尽人皆是"的观点。其扶阳抑阴的治疗观也以此为立论根据。

（2）升降失司，百病始生

黄元御对于具体病证，多以升降失司释其病机，认识独特，颇有新意。

正常情况下，脏腑之气升降有序，该升者自升，该降者自降，这样才能保持脏腑的功能调和动态平衡。甲为胆木，乙为肝木；戊为胃土，己为脾土；丙为小肠火，丁为心火；庚为大肠金，辛为肺金；壬为膀胱水，癸为肾水。胆木主降，肝木主升；胃土主降，脾土主升；肺金主降，大肠金主升；心火主降，肾水主升。所以"在下之气，不可一刻而不升；在上之气，不可一刻而不降。一刻不升，则清气下陷；一刻不降，则浊气上逆。浊气上逆，则呕哕痰饮皆作，一切惊悸、眩晕、吐衄嗽喘、心痞胁胀、噎膈反胃，种种诸病于是生焉"(《长沙药解·卷一·半夏》)。黄元御对一切杂病之病机，多从升降学说来进行解释，同时这也是其组方用药的基本原则。又说："乙木生于癸水，而植于己土，甲木生于壬水，而培于戊土。中气旺则戊土右降，而甲木不逆；己土左升，而乙木不陷。"黄元御进一步指出："大抵杂证百出，非缘肺胃之逆，则由肝木之陷。"

黄元御认为，气血精神所生之病，概缘中气衰败所致。中气一衰，则升降窒塞，肾水下寒则精病，心火上炎而神病，肝木左郁生血病，肺金右滞发气病。由于湿邪阻遏，中气不运，升降反作，致清阳下陷，浊阴上逆。对于临床上的众多疾病，他大都以中气升降失调作为基本病机进行阐述。

如胃气不降而反逆，则可发生噎膈、腹胀、霍乱、呕吐等病症；若脾气不升而反降，则会有脘闷、厌食、崩漏等病症；若影响及肺，则可见咳喘、肺痿、肺痈；影响及心肝，则可见神惊、癫狂；影响及肾，则可见遗精、奔豚；此外，诸如水肿、黄疸、痉病等许多疾病，黄元御亦均从中气升降失调去解释。我们从临床实践上看，许多疾病的发生确实多与中气升降失调有关。当升不升，或当降不降，或升降障碍等，均可引起人体的疾病发生，即“中气衰则升降窒，肾水下寒而精病，心火上炎而神病，肝木左郁而血病，肺金右滞而气病……四维之病，悉因于中气”。在《四圣心源》的各个章节都贯穿阴阳中气的升降，脾胃升降失常则百病生焉的思想。如黄元御论血瘀时指出：“肝主藏血，凡脏腑经络之血，皆肝家之所灌注也，血温升为性……实则直升，虚则遏陷，陷则凝瘀……肝血不升之原，则在于脾，脾土滞陷，生气遏抑，故肝无上升之路。”推而广之，“升降颠倒，百病之根”。

五行升降，不但说明五脏之气的正常运动趋势，还可解释五脏的病理变化，说明五脏之间的协调关系及五脏病变的相互影响。《尚书·洪范》中指出：“水曰润下，火曰炎上，木曰曲直，金曰从革。”黄元御用五行升降理论对此加以解释。其曰：“润下者，水气之不浮也；炎上者，火气之不沉也；直则木升，曲则木气之不升也；从则金降，革者金气之不降也。”联系到五脏，则说明了五脏的主要病变趋势：水本宜浮，水气不浮则肾精不能化气上腾而下流；火本宜沉，火气不降，则不能化浊气下行而上炎；木直则肝气升发条达，气机调畅，木曲则肝气抑郁，气机滞塞不畅；金从则肺气肃降，气归下元，金革则肺气逆上变生咳喘。

黄元御对脏腑之生理及病机的阐释非常精彻，尤其注重脾胃中气之升降顺逆。黄元御认为，心、肺、肝、肾、小肠、大肠、胆、膀胱、心包、三焦诸脏腑气机之升降顺逆，皆取决于脾胃。在重视中气升降关系的同时，认为肝脾为病是一切杂病的根源，故他在文章中经常用“肝脾俱陷”“胆胃逆行”等理论阐释病机。他指出：“大抵杂症百出，非肺胃之逆，则因肝胃之陷。”脾土既陷，胃土必逆，脾陷则肝木下郁，胃逆则肝胆火上郁。而“寒湿偏旺，则是脾陷之根”。他的“肝脾之病，易于郁陷；胆胃之病，易于逆行”的认识，非常符合临床实际，所以对于临床立法用药具有切实的指导意义。

正常情况下，肝左升，肾水随之而升；肺右降，心火随之而沉。肝升肺降，相互协调，相互制约，维持了气机升降的条畅，使得水火既济，心肾交通，上下阴阳平衡。故黄元御谓：“金木者，水火所由升降者也。”若肝气郁而不升（或升泄太过），肺气逆而不降，以致升降之路郁塞，则心火肾水难以交济，上下阴阳失去平衡，以致“离析分崩，逆为冰炭”，上热而下寒。故黄元御治阴虚上热主张滋阴敛肺，用地魄汤（甘草、半夏、麦冬、芍药、五味子、元参、牡蛎）；治阳虚下寒主张温阳达肝，用天魂汤（甘草、桂枝、茯苓、干姜、人参、附子）。例如，气积，黄元御认为，系脾气不升，致使肝木不达而气陷下郁所致。又如，衄血，黄元御认为是胃土不降，以致肺气逆行，收敛失政，营血上溢而成。

黄元御对鼓胀的认识尤为深刻，他认为此病由于中气之败。“人身中半以上为阳，中半以下为阴，上为气分，下为水分。气盛于上，水盛于下，是阴阳之定位，为其常态，而气水循环运转之机全在中气。若中气一败，则气不化水而抑郁于下，是谓气鼓，水不化气则右逆于上而为水胀。”正常生理状态下，气水变化之源在中焦，中焦为气水之交，气之化水由于肺胃，水之化气由于肝脾。肺胃右降则阴生，所以清凉而化水，气不化水者，肺胃之不降也。肝脾左升则阳生，温暖而化气，水不化气者，由于肝脾不升。因而气不化水而左陷于下为气鼓，水不化气则右逆于上为水鼓，其根总由土湿阳衰，湿土不运则金木郁而升降窒。

又如，溺血，黄元御认为，“水寒土湿，脾陷木郁。木性疏泄，水欲藏而不能藏，是以流漓而不止；木欲泄而不能泄，是以梗涩不利，木愈郁则愈欲泄，愈欲泄则愈郁。小便赤数，应实以脾肾之阳虚，泄湿燥土，升木达郁。”（《四圣心源·卷六·杂病解中》）

以上几个例子，均为脾土滞陷，升降无权，以致肝郁不能疏泄，亦即阴阳不得升降所致。

（3）水寒土湿，升降失调

阳衰阴盛，水寒土湿，为中气升降失调之源，扶阳抑阴可以调节中气升降。黄元御根据《内经》标本从化理论，结合临床实践，提出了脾胃发病，湿多于燥。中气升降失调，概因于土湿的观点。指出“足太阳脾以湿土主令，足阳明胃从燥金化气，湿为本气，而燥为化气，是以燥气不敌湿气之旺，阴易盛而阳易衰。土燥为病者，除阳明伤寒承气证外不多见。一切内外感伤杂病，尽缘于土湿也。”“湿则中气不运，升降反作，清阳下陷，浊阴上逆，人之衰老病死，莫出于此。”（《四圣心源·卷四·劳伤解》）其以六气结合脏腑理论来解释中气升降失调的病机，很好地体现了中医的整体观念，也说明经典运气理论对黄元御来说已经深入骨髓。

导致土湿的原因，既有因于内伤，也有因于外感者。黄元御主要从水寒立论，认为水寒是导致土湿的主要因素。认为“土生于火而火灭于水，土燥则克水，土湿则水气泛滥，侮土而灭火，水泛土湿，水气不达，则生意盘塞，但能贼土，不能生火以培土，此土气所以困败也”。盖元阳虚衰，不能温煦脾阳，则中焦湿盛而壅滞，而使升降失调。而脾失运化，又可致土更湿，阳更衰；阳衰不能温化阴邪，则必然会使阴邪偏亢，湿邪更盛。即“阴易盛而阳易衰。故湿气恒长，而燥气恒消。阴盛则病，阳绝则死”，故只有扶阳才为祛湿的正治。水寒土湿导致中气升降失调，从而化生诸病的理论，为黄元御临床辨证施治的理论基础，也是黄元御一生重视扶阳抑阴的基本核心与出发点。

此外，黄元御还比较重视“木郁”的病机，而木郁之由仍归咎于土湿水寒。他说：“厥阴肝木生于肾水而长于脾土。水土温和则肝木发荣，木静而风恬，水寒土湿不能生长木气，则木郁。”郁而不达，又多化风化火之变，因为“木中孕火，其气本温，温气存则郁遏而生风热”，丰富了土湿水寒的病机内容。

“其论治病，主于扶阳以抑阴”。这是彻头彻尾的主张，黄元御所以诋诃历代名医的焦点也就在此。他是从五脏阴阳升降论证的，认为肾水上升，则火不上炎；心火下降，则水不下寒。水中之火，为真阳之根，心火根于少阴，在《四圣心源》卷二《六气解》中云：“以丁火虽司气化，而制胜之权，终在肾水，所恃者生土以镇之。但土虽克水，而百病之作，率由土湿，湿则不能克水而反被水侮。五行之理，水能克火而火不能克水。火能克水者，除伤寒承气证外，绝无而仅有。阴易盛而阳易衰，故湿气恒长而燥气恒消，阴盛则病，阳绝则死，理之至浅，未尝难知，后世庸愚，补阴助湿，泄火伐阳，病家无不夭枉于滋润，此古今之大祸也。”在这个问题上，黄元御既重视脾肾为人身根本，又阐发阴阳以阳气为主，这和李中梓所说的先后天根本论、水火阴阳论之“补气在补血之先，养阳在滋阴之上”的主张，基本上是一致的。

总之，黄元御认为，中气正常则人体安和，中气异变则疾病百出；中气之变多责于水寒土湿，从而总结出扶阳抑阴为治本之法。

（4）扶阳抑阴，升降有序

综上所述，脾不湿寒，中气自旺，中气旺则升降有序，人体康泰。湿胜则病，阳旺则壮，纯阴则死。是以“凡人木病则燥，土病则湿，而木之病燥，究因土湿。木之燥热必益土之湿，土湿愈增，则木燥愈甚，木益枯而土益败，则人死矣，阳旺土燥则不病，病者皆阴旺而土湿者也。外感阳明之中，燥湿相半，三阴全是湿寒。内伤杂病，水寒土湿者，十之八九，土木俱燥者不多见也。”（《长沙药解·卷二·地黄》）“人之衰也，火渐消而水渐长，燥日减而湿日增，阳不胜阴，自然之理。阳旺则壮，阴旺则病，阳纯则仙，阴纯则鬼，抑阴扶阳，不易之道”。黄元御得出结论：“泄水补火，扶阳抑阴，使中气输转，清浊复位，却病延年之法，莫妙于此。”（《四圣心源·卷四·劳伤解》）

黄元御认为，土湿为百病之源，提倡崇土扶阳，慎用滋阴补水。湿病多而燥病少，火复土燥则人易安，水盛土败则人易危。是以“人之衰也，火消而水长，燥减而湿增，其大凡也。土湿不运，升降倒行，水木下陷而寒生，火金上逆而热作，百病之来，莫不以此。自此以往，阳火渐亏，阴水渐盛，火复而土生，则人存；水盛而土崩，则人亡。是以仲景垂教，以少阴之负趺阳者为顺，土胜为顺，水胜为逆”（《长沙药解·卷四·茯苓》）。

如对遗精之病，历代各家多从肾调理。黄元御则以为其病缘于肾寒脾湿，肝脾不升，木郁风动，“土湿阳衰，生气不达，是以木陷而不升”，遂立玉池汤（甘草、茯苓、桂枝、芍药、龙骨、牡蛎、附子、砂仁）治之。故用甘草、茯苓培土泻湿，桂、芍疏木清风，附子、砂仁暖水行郁，龙骨、牡蛎潜精敛神，由此使水地暖燥，木气升达而风静郁消，则遗泄自止。

又如，肺痈之疾，黄元御亦以为与升降失合有关。其曰：“肺痈者，湿热之郁蒸也。阳衰土湿，肺胃不降，气滞痰生，胸膈瘀塞；湿郁为热，淫溢熏蒸，浊瘀臭败，腐而为脓。”（《四圣心源·卷五·杂病解上》）黄元御还认为，噎膈者“中气虚败，湿土湮塞，则肝脾遏陷，下窍闭涩而不出；肺胃冲逆，上窍梗阻而不纳，是故便结而溺癃，饮碍而食格也”（《四圣心源·卷五·杂病解上》）。凡此者，其治皆当从扶阳建中，以复其升降斡旋之机为要。

前人多谓黄元御倡扶阳抑阴，好崇阳补火，不无流弊。此乃因其医籍“昔远词文，义闳体博，末学粗工，卒难寻究，昧者未睹玄微，略循枝叶（清·徐树铭《昌邑黄先生医书八种序》语）”而造成的误解。前已述及，黄元御尤重后天脾胃在人之生理及病变中的重要性，于内伤杂病首重调理脾胃，握中央以驭四旁。黄元御所说的“补火”之“火”与“扶阳”之“阳”，系指脾阳；“泄水”之“水”与“抑阴”之“阴”，是指水湿之邪。诚如《重刻黄氏遗书·序》所言：“其宗旨言，中皇转运，冲气布濩，水木宜升，金火宜降而已。”更何况黄元御于温病、温疫、疹病等热病之治，力主透表清气，凉营泄热，益阴伐阳，壮水之主，以治阳光。故所谓黄元御好崇阳补火之说，实为对黄元御之学术缺乏全面了解所致。总括黄元御之理、法、方、药，皆以中气升降为本，独具特色，极大地丰富了临床治疗杂病的内容。

总之，黄元御于内伤杂病之治疗，首在调理脾胃，顾护中气，升清降浊，兼及四维。如《四圣心源》卷四《劳伤解》谓：“以故医家之要，首在中气。中气在二土之交，土生于火而火死于水，火盛则土湿，泄水补火，扶阳抑阴，使中气轮转，清浊复位，却病延年之法，莫妙于此。”征之临床，此法不但是治疗内伤杂病之法，亦是疗内伤而兼外感疾患之主法。其据数十年之临床心得，于内伤杂病多以阳衰土湿、水寒木郁、火金壅滞立论，所以立方遣药，注重健脾和胃、疏肝平胆、理气降逆、扶阳抑阴，实非专司崇阳补火，若读黄元御原著便知此言非虚。

3. 方药用土

（1）遣方用药　首在调补

黄元御曰：“医家之要，首在中气。”中气衰则升降窒，肾水下寒而精病，心火上炎而神病，肝木左郁而血病，肺金右滞而气病。所以，“四维之病，悉因中气。中气者，和济水火之机，升降金木之轴”。脾土主升降斡旋之责，培土健中则升降合宜，而滋阴泻火则伐削中气。再从湿病分析，“十人之中，湿居八九而不止也”，因为“湿则中气不运，升降反作，清阳下陷，浊阴上逆。人之衰老病死莫不由此”。所以医家之要，首在中气，中气在二土之交。黄元御以气化的思想观点贯穿于整个生理、病理的认识过程。如其所曰：“足太阴脾以湿土主令，足阳明胃从燥金化气，湿为本气而燥为化气，是以燥气不敌湿气之旺，阴易盛而阳易衰，一切内外感伤杂病，尽缘土湿也。”（《四圣心源·卷二·六气解》）气机升降，全在于中气旺盛，脾虚寒湿内盛，则升降悖逆。而且心肾相交，与脾升胃降，关系至为密切。是以“水火不交，则热生于上，而寒生于下，病在上下，而实缘于中气之败。土者，水火之中气也。戊土不降，故火不交水，而病上热；己土不升，则水不交火，而病下寒；升降之倒行者，火衰水盛而土湿也”（《长沙药解·卷四·附子》）。

黄元御以此为准绳，创制了黄芽汤（人参、甘草、茯苓、干姜），作为调理四维之病的基本方。其崇阳补火用参、姜，培土泄水则用甘、苓。方仅四味，而配伍严谨，效专力宏。由中气升降失调导致的他脏病变，亦可统用黄芽汤加味调补中气治疗。如心火上炎者加黄连、白芍以清心，肾水下寒者加附子、川椒以温肾，肝血瘀阻者加桂枝、丹皮以舒肝，肺气不降者加陈皮、杏仁以理肺等。当然黄元御调理中气也并非一味温补，对胃实不降者亦用承气类治之。

对阴、阳、气、血、精、神等诸病，黄元御皆以调补中气为首务。黄元御认为“火盛则土燥，水盛则土湿，泄水补火，扶阳抑阴，便中气轮转，清浊复位。却病延年之法，莫妙于此！”其独到的见解足为后人师法，以下分别论述之。

阴虚证：对于阴虚证的治疗，朱丹溪强调滋阴降水，张介宾主张阳中求阴，滋补精血。但二者的治法皆易滞脾碍胃，损伤中气。黄元御认为，阴虚证的产生，源于中气之虚衰。他说：“胃土不降，金水失收藏之政，君相二火泄露而升炎，心液消耗而病阴虚。”故对阴虚之病，不仅要重视金水之不足，还要重视胃土之虚弱，胃气旺则阴精自生。黄元御主张用地魄汤（甘草、半夏、麦冬、芍药、五味子、玄参、牡蛎）酸甘化阴，肃降肺胃，反对滥用滋阴降火之剂损伤中气。

阳虚证：明代肾命学说盛行之际，治疗阳虚证多从温补肾阳立论，以至忽视了温补中阳这一基本治法而延误病情。所以明末汪绮石提出了“专补命火不如补脾以建其中”的观点，受其影响，黄元御认为阳虚证的关键是脾土虚。脾以阴体而抱阳魂，旺则阴生而阳化。如“脾土不升，木火失生长之政，一阳沦陷，肾气渐亡，则下寒而病阳虚”。因此，治疗阳虚之病，当以健脾升阳为法。黄元御主张用天魂汤（甘草、桂枝、茯苓、干姜、人参、附子）。

气病：黄元御认为，人体之气，肝左升而肺右降，中气为升降之枢轴。肝气郁结之源，在于脾之不升；肺气上逆之因，源于胃气不降。故气机不和所出现的痞闷、嗳气、喘咳、胀满、疼痛诸症，宜调肝、脾、肺、胃。对气滞于右胁及胸膈者，治宜降胃泻肺，方用下气汤（甘草、半夏、茯苓、橘皮、芍药、五味子、杏仁、川贝母）。气滞于左胁及脐腹者，治宜升补肝脾，方用达郁汤（甘草、茯苓、干姜、砂仁、桂枝、鳖甲）。故气病虽多，总以调理脾胃为主。

血病：血分之病，常见血瘀及吐血、衄血之疾。肝主藏血，肝气条达，则血行正常。如肝气郁结，则血行不畅而病血瘀。黄元御认为，血瘀之标在肝，其本则在脾土之滞陷不升。治疗宜温中健脾，活血化瘀，方用破瘀血汤（甘草、茯苓、牡丹皮、桂枝、丹参、桃仁、干姜、何首乌）。衄血常因肺气不降，而肺气不降的根源又在于胃土之上壅。黄元御常言：“肺气之降，机在胃土。胃土上壅，肺无降路，收令失政，君相升泄，肺金被刑，营血不敛，故病鼻衄。”治疗宜清金降胃，他特别强调指出，治衄血必降胃气，降胃气必用半夏，方用仙露汤（甘草、半夏、麦冬、五味子、川贝母、侧柏叶、芍药、杏仁）。这种思想与缪希雍所主张的治疗血证“宜降气不宜降火”的观点一脉相承。

精病：肾精藏于肾而交于心，水火既济，则精气固秘而不泄。如心肾不交，则病遗泄。黄元御认为，“土湿阳衰，生气不达，是以木陷而不升”。肝气不升则郁结于下，扰动精室则病遗泄。甚者则木郁生热，相火内动，扰动心肾，而致宗筋常举，精液时流。治疗宜培土疏木而交通心肾，方用玉池汤（甘草、茯苓、桂枝、芍药、龙骨、牡蛎、附子、砂仁）。木郁生热者，黄元御主张加泽泻、牡丹皮泻脾湿而清肝热，反对使用知母、黄柏等苦寒之品损伤阳气。

神病：心主藏神，心神不宁则见惊悸失眠等症。黄元御认为，心神不安的原因在于胃气不降。他说：“胃气不降，相火失根，虚浮惊怯，神宇不宁。缘君相同气，臣败而君危，故魂摇而神荡也。阳神秘藏，则甘寝而善记；阳泄而不藏，故善忘而不寐。”治疗宜和中安神，方用金鼎汤（甘草、茯苓、半夏、桂枝、芍药、龙骨、牡蛎）。黄元御的这一观点正是对《素问·逆调论》中“胃不和则卧不安”的发挥。

（2）轮转中气　扶阳抑阴

黄元御治病，用药简洁，配伍精当。于内伤杂病方面，从阳衰土湿、水寒木郁立论。而其基点，无不系于中气不调，升降倒置。其立方遣药，注重健脾和胃、疏肝平胆、理气降逆、扶阳抑阴，善用茯苓、甘草、白芍、丹皮、桂枝、橘皮、杏仁、半夏、人参、干姜、附子。于伤寒、温病、疫病、痘疹方面，黄元御认为，邪异则途殊，亦宗“四圣”之旨，参以己验，以六经辨治。其辨治伤寒，宗张仲景之旨，造诣颇深，于《伤寒悬解》《伤寒说意》之中，屡处可见。其辨治温病、温疫、疹病，亦甚为精湛，注重透表清气、凉营泄热、益阴伐阳，善用浮萍、石膏、知母、元参、麦冬、黄芩、丹皮、生地黄。而于瘟病、寒疫，则痛斥苦寒攻瘟、戕伐无辜之谬。

黄元御的学术思想，源于《内经》《难经》《伤寒论》《金匮要略》，深得“四圣”之旨，组方用药熟谙张仲景之意，临证治疗每匠心独运，且多效验。由于力主土湿为百病之源，所以泄水补火，扶阳抑阴，燥湿运土，就成为处方遣药的一大宗法。他明确指出“中气在二土之交，土生于火而火灭于水，火盛则土燥，水盛则土湿，泄水补火，扶阳抑阴，使中气轮转，清浊复位，却病延年之法，莫妙于此”。更为可贵的是，黄元御在处方用药时非常重视药物的配伍，认为药必须具备个性特长，方可能有合群之妙用。一药难治诸症，必须配伍得宜，才能发挥其作用。如对茯苓一味，黄元御在临床上经常使用，对其配伍应用颇有研究，提出健脾燥湿可单用茯苓，配甘草则可健脾利水，配桂枝则能健脾舒肝，配干姜则可温中燥湿，配生姜则能温胃降逆止呕，配砂仁则可行气消郁等等。另外，对于白术的配伍亦有心得：“白术性颇壅滞，宜辅之以疏利之品，肺胃不开加生姜、半夏以驱浊，肝脾不达加砂仁、桂枝以宣郁，令其旋补而旋行，则美善而无弊矣。”（《长沙药解·卷一·白术》）

黄元御不但非常重视药物的配伍，而且主张创立新方，特别反对当时医家窥囿习俗，胶固师说，处方用药不深究辨证，死守成方的弊端。如其效仿张仲景理中丸而创制的黄芽汤，以人参配干姜建崇阳补火之功，甘草配茯苓起培土泻水之效，方仅四味，配伍恰当，法度森严，深得张仲景组方之秘，而有所创新，值得后世学习。黄芽汤实际出于理中汤，将白术易茯苓而成。黄元御认为，“中气之治，崇阳补火则宜参、姜，培土泄水则宜甘、苓”；若加茯苓燥土、肉蔻敛肠、桂枝疏木，则成苓蔻人参汤，以治阳衰土湿、脾阳陷败之泄利；若加茯苓、桂枝、附子，则为天魂汤，以治阳虚，其中甘草、茯苓培土而泄湿，干姜、附子暖脾而温肾，人参、桂枝达木而扶阳。充分体现出其好古不泥，机圆法活的大家风范。

因受张仲景学术思想影响，黄元御自拟方以崇阳温补居多。如论述反胃，因阳衰土湿，下脘不开，主张“补中降逆，润肠燥湿”，方用姜苓半夏汤（人参、半夏、干姜、茯苓、白蜜）；腹痛实为“土虚木贼”，治宜培土疏木，温寒祛湿，立姜苓桂枝汤（桂枝、白芍、甘草、茯苓、干姜），乃大建中汤之变方；对便血的治疗，变张仲景的黄土汤为桂枝黄土汤，不拘桂枝动血之囿，倡以桂枝振奋阳气，畅达气机，使气升而血摄，气顺而血归。对于妇科之疾，黄元御认为，“调经养血之法，首以崇阳为主”。如张仲景之温经汤，温中祛湿，清金荣木，活血行瘀诚为圣法，除用于治崩漏外，并治经来量多或至期未行，带下及小腹寒冷，久不受孕，扩大了本方的适应证。治疗经漏，立桂枝姜苓汤（甘草、茯苓、桂枝、芍药、干姜、丹皮、首乌）；血崩用桂枝姜苓牡蛎汤（甘草、茯苓、桂枝、芍药、干姜、丹皮、牡蛎）；经水后期用姜苓阿胶汤（桂枝姜苓汤去芍药，加阿胶）。不难看出，黄元御也是娴熟巧用经方，匠心独运者。治妇人妊娠身肿而喝者，黄元御善用白术散，以其补土润肺而生津液也，而且试之屡验。黄元御的白术散，组方为白术、川芎、蜀椒、牡蛎等分。黄元御认为张仲景治水俱用白术以培土而制水，“仲景治水，五苓、真武、附子、泽泻诸方，俱用白术以培土而制水也。禹平水土，非土则水不可平，治天下之水，莫如神禹；治一身之水者，莫如仲景，圣圣心符，天人不殊也”（《长沙药解·卷一·白术》）。

以上仅是黄元御将中气理论用于临床诊疗的几个例子。其他，如中风、鼓胀、痹证、妇人经带不调等病证，黄元御皆从中气升降立论，选方用药亦别具一格，实堪后世效仿。

（三）理论思维

1. 天人解

（1）阴阳五行

黄元御倡《素问·举痛论》“善言天者，必有验于人”之古代“天人合一”的哲学思想，并将此思想贯穿于其全部医著之中，尤其在《天人解》中最为突出，谓为医者“未识天道，焉知人理”。

天地未分，一气混茫。黄元御认为，气分清浊，清气浮升而亲上，是为天；浊气沉降而亲下，是为地。浮升之清气为阳，沉降之浊气为阴，于是阴阳始分。天地之间，化生万物，而万物皆阴阳之化，所以万物之生长、变化、消亡，皆取决于阴阳。故《素问·阴阳应象大论》云：“阴阳者，天地之道也，万物之纲纪，变化之父母，生杀之本始，神明之府也。”

阴阳之间，是为中气，中气为阴阳升降之枢轴。枢轴旋转，清阳半升于左则为木，木性升发，故其气温；清阳全升于上则为火，火性上炎，故其气热；浊阴半降于右则为金，金性收敛，故其气凉；浊阴全降于下则为水，水性蛰藏，故其气寒。水、火、金、木，名曰四象，四象即阴阳之升降，阴阳即中气之浮沉。分而言之，则曰四象；合而言之，不过阴阳。分而言之，则曰阴阳；合而言之，不过中气升降浮沉之所变化耳。

四象轮旋，一年而周。阳升于岁半之前，半升为春，春之气温，属木；全升为夏，夏之气热，属火；阴降于岁半之后，半降为秋，秋之气凉，属金；全降为冬，冬之气寒，属水。土无专位，寄旺于四季之月，各十八日，而其司令之时，则在六月火令之后，名曰长夏，其时湿盛，故土之气湿。土合四象，是谓五行。

五行之理，有生、有克、有制化。相生之义，为滋生；相克之义，是制其太过。制化是生克之间相互协调，以维持前进中之平衡。其生克制化，皆以气而不以质也，成质则不能生克制化矣。

阴阳五行，相辅相成，合而主宰宇宙间万物之生长、变化、消亡。

（2）天人相参

黄元御对“天人合一”之至理阐释的极其精微。他将六气与五行有机地结合起来说明这个问题。黄元御以天有六气，风、火、暑、湿、燥、寒，为阳；地有五行，木、火、土、金、水，为阴。天之六气化地之五行，地之五行生天之六气。黄元御对于人体五脏的生成，有自己独到的见解。弟子麻瑞亭将其观点总结为：“阴阳之间，是为中气。中气即中土，位居中央，处阴阳之交，清浊之间，为气机升降之枢轴。土分戊己，中气左旋，则为己土，在脏为脾；中气右旋，则为戊土，在腑为胃。脾属足太阴而主升清阳，胃属足阳明而主降浊阴。脾土左旋，则阴升而化清阳，清阳升于左，则为肝与胆，肝属足厥阴乙木，胆属足少阳甲木；清阳升于上，则为心与小肠，心属手少阴丁火，小肠属手太阳丙火。胃土右转，则阳降而化浊阴，浊阴降于右，则为肺与大肠，肺属手太阴辛金，大肠属手阳明庚金；浊阴降于下，则为肾与膀胱，肾属足少阴癸水，膀胱属足太阳壬水，是为人身之五行。”（《麻瑞亭治验集·阴阳五行》）又言：“五行之中，各有阴阳，阴生五脏，阳生六腑。五行各一，而火分君相，相火在脏为手厥阴心包，在腑为手少阳三焦。”所以，中气实为交济水火之枢，升降金木之轴，是化生五脏六腑之源。

人与天地相应，两精相搏，合而成形；成形之前，先有祖气；祖气之内，含抱阴阳，上秉天气而生六腑，下秉地气而生五脏。故黄元御曰：“人与天地相参也，阴阳肇基，爰有祖气……祖气之内，含抱阴阳。阴阳之间，是谓中气，中气者，土也。土分戊己，中气左旋，则为己土，中气右转，则为戊土。戊土为胃，己土为脾。己土上行，阴升而化阳，阳升于左，则为肝，升于上，则为心；戊土下行，阳降而化浊阴，阴降于右，则为肺，降于下，则为肾。肝属木而心属火，肺属金而肾属水。”（《四圣心源·卷一·天人解》）脏腑既生则化精神，生阳气以卫外，骨以立其体干，筋以束其关节，脉以通其营卫，肉以培其部分，皮以固其肌肤。日迁月化，潜滋默长，形完气足，十月而生，是乃为人。如《灵枢·经脉》所云："人始生，先成精，精成而脑髓生，骨为干，脉为营，筋为纲，肉为墙，皮肤坚而毛发长，谷入于胃，脉道以通，血气乃行。"

（3）脏腑气化

黄元御对脏腑之生理及病机的阐释至为精彻，尤重脾胃中气之升降顺逆。谓："心、肺、肝、肾诸脏腑之气机升降，皆取决于脾胃中气。"其于生理，谓："脾为己土，以太阴而主升，胃为戊土，以阳明而主降，升降之权，则在阴阳之交，是谓中气。胃主受盛，脾主消磨，中气旺则胃降而善纳，脾升而善磨，水谷腐熟，精气滋生，所以无病。脾升则肾肝亦升，故水木不郁，胃降则心肺亦降，故火金不滞。火降则水不下寒，水升则火不上热。平人下温上清者，以中气之善运也。"（《四圣心源·卷四·劳伤解》）其于病机，谓："四维（心、肺、肝、肾）之病，悉因于中气。中气者，合济水火之机，升降金木之轴。中气衰则升降窒，肾水下寒而精病，心火上炎而神病，肝木左郁而血病，肺金右滞而气病。"基于此，黄元御治病，首重顾护中气，升清降浊，兼及四维。此论符合临床实际，堪称后学之指南。

①脾与胃

黄元御医学理论重点关注的脏腑是脾、胃，他对脾、胃生理及病机的体会可谓极其深刻。黄元御认为，脾胃属土，位居中央，互为表里，官拜"仓廪"，为人身气机升降之枢轴。土分戊己，脾为己土，属足太阴，为生血之本，其性喜燥而恶湿；胃为戊土，属足阳明，为化气之源，其性喜润而恶燥。脾主升清阳，胃主降浊阴。脾升，则肝肾随之亦升，因而水木不郁；胃降，则心肺随之亦降，所以火金不滞。火降以温癸水则下温，水升以济心火则上清，上清下温，是为平人。胃主受盛，脾主消磨。脾以湿土主令，故其性湿；胃从燥金化气，故其性燥。平人燥湿不偏，相互既济，所以中气健旺，胃气顺降则善纳，脾气升运则善磨，水谷精华，化生气血，养五脏而灌四旁，精盈神旺，身体健强，病无由生。

黄元御认为，内外感伤，多致燥、湿偏胜，偏胜则不能互济，致使中气衰而升降失司。脾之清阳不升，则运化迟滞，而病食纳不消，脘腹胀满；脾之清阳下陷，则脾土虚寒，病脐腹隐痛，时时下利。脾土不升，则肝肾亦郁。肝木左郁，则失其疏泄之常而血病，症见脘腹痛坠，月事不调；肾水下浸则下寒，下寒则肾失统摄之权而精病，症见遗精宫寒，腰膝冷痛。胃之浊阴不降，则气滞胸脘，而病厌食纳差，胸脘胀闷；胃之浊阴上逆，则其气上冲，而病恶心呕吐，嗳气呃逆。胃土不降，则心肺并滞。肺金右滞，则失其清肃之常而气病，症见咳逆痰喘，痞塞不通；心火上炎则上热，上热则宗气不固而神病，症见心悸心烦，多梦失眠。所以心、肺、肝、肾之病，多因脾胃燥湿之偏胜，气机升降之逆乱所致。脾胃为后天之本，人之既生，多赖后天，根本既病，旁及四维。对上述病变，黄元御生动地比喻为“犹如树之根干既瘁，未有枝叶之不摇者也”。

脾以湿土主令，胃从燥金化气，化气谓之从令。从令不敌主令之强，因而胃家之燥不敌脾家之湿，所以人之湿气恒长而燥气恒消。湿气旺，因而病于脾阴旺而胃阳衰，症见纳差运迟，腹胀便溏，神疲乏力，面色无华，虚烦懒言者，比比皆是，而病于胃阳胜脾阴虚者，除伤寒阳明承气证外鲜见之。至于温热、疫疠诸疾，邪异而途殊，阳气恒长而阴气恒消是其常，自当别论，详见于《四圣悬枢》。

②肝与胆　心包与三焦

脾土左旋，生发之令畅，清阳半升于左，则为肝与胆。肝胆属木，互为表里。木分甲乙，肝为乙木，属足厥阴；胆为甲木，属足少阳。木之气温而主升发，所以肝喜条达而恶抑郁，为“将军之官”而主营血。

黄元御认为，肝木生于肾水而长于脾土，若水土温暖，则肝气左升而木荣，生发之令畅，木静而风恬。人之生气不旺者，十之八九，皆因水寒土湿，不能生长肝木，木陷水中，生意幽沦所致。所以然者，五行之理，土生于火，而火被水克，水能灭火而火不能灭水，因而水常旺而火常衰。火衰则不能生土以镇水，因而水泛土湿，木气郁陷，生气不旺。天人一也，人身亦然，故人之生气常不旺。

黄元御深入揭示了风为百病之长，肝为五脏之贼的意义。认为肝主生，其气为风，生气不旺，一旦外为六淫所感，或内为七情所伤，势必郁怒而克伐脾土；风动而行其疏泄，因而胁肋脘腹作痛，下利、亡血、失精诸症作。风者，善行而数变，及其变化乘侮，千变不穷，则诸症丛生。所以百病之起，十之八九因为生气不旺，肝气之郁。

心包为相火，属手厥阴。肝木不郁，则心包从令而化风，木静而风恬则不病。手厥阴为病，必因肝木抑郁，心包不从风化，而自现其相火之本气所致。肝木郁而克土，则中焦壅塞，阻遏水火交济之路；心包相火上炎，则弥漫于上，而散在于外。水不能上承以济火，故手厥阴病在上、在外，症见风热兼作；火不能下潜以温水，故手厥阴病在下、在内，症见寒湿俱盛。

手少阳三焦以相火主令，胆以足少阳甲木而化气于相火。平人相火蛰藏，以温癸水，水得此火温暖，所以内温而外清。内温则肾脏温暖，肾温则藏，因而滑遗不作，外清则膀胱清凉，行其藏令，因而闭癃不生。内温外清，所以水道通调。《素问·灵兰秘典论》云：“三焦者，决渎之官，水道出焉。”即是此意。

《灵枢·本输》云：“三焦者……入络膀胱，约下焦，实则闭癃，虚则遗溺。”手之阳清而足之阳浊，清则升而浊则降。手少阳三焦为病，因其不升，相火泄露，陷于膀胱，实则膀胱热涩而闭癃，虚则肾脏虚寒而遗溺。足少阳胆为病，因其不降，相火逆升，弥漫于上，而作胸胁胀闷疼痛，口苦咽干，头晕，目眩，心烦诸症。三焦相火之泄露，多因脾湿肝木郁陷，妄动行其疏泄，冲动相火，因而相火不秘，陷泄于膀胱；胆火之逆升，缘于肺胃不能降敛，胃土不降，碍胆之降路，肺金不敛，收令不行，因而相火不能下潜而上炎。

黄元御认为，胆虽从相火化气，而本属甲木，病则兼现其本气。甲木横冲，则贼戊土；相火逆升，则刑肺金。手足阳明，其气本燥，木火双刑，故见肺胃燥热诸证。但少阳之气，阳方长而阴方消，其火虽旺而也易衰，所以病于相火之衰者，也属常见。内伤惊悸之证，即因相火之衰所致。

③心与小肠

脾土左旋，清阳全升于上，则为心与小肠。心小肠属火，互为表里。火分丙丁，心为丁火，属手少阴；小肠为丙火，属手太阳。火之气热，其性亲上为阳，阳气清虚之极，则神明出焉，故心主神明，统领十二脏腑。

平人君火下降，以温癸水，所以肾脏温暖而下寒不生；肾水上承，以济君火，因而心地清凉而上热不作。上清下温，阴平阳秘，神旺而精盈，所以健康无病。

心者，君主之官，不受邪侵，病则心包代其受邪。心包为相火，因内外感伤而病上热者，多因相火升炎，燔灼宫城，心液消亡所致，实非心君之病。心君为病，多因横暴之疾，或病至危笃而累及心神所致。病机多属阳气虚败，下不根水，上浮外越，宗气不固；或因阳虚不能行血，而致阴血凝瘀不通，濒于阴阳离决。阳气虚败，则症见心悸不能自持，油汗如珠，面色皖白，口鼻气冷，危笃欲脱。血瘀不通，则真心作痛，痛剧欲死，唇青舌紫，真脏脉现，甚则死于反掌之间。

黄元御认为，心君为病，既因阳气虚败所致，所以预后不良，死者多而生者少。古人谓：有阳则生，无阳则死。所以然者，火虚不能生土以镇水，因而水湿泛滥而灭火，火灭灰冷，生气全无，焉能不死。心君为病，阳气欲绝，自身难顾，无力施恩于他脏，所以《素问·灵兰秘典论》云："主明则下安……主不明则十二官危。"

④肺与大肠

胃土右转，收敛之政行，浊阴半降于右，则为肺与大肠。肺、大肠属金，互为表里。金分庚辛，肺为辛金，属手太阴；大肠为庚金，属手阳明。金之气凉而主收敛，所以肺金清肃而恶燥热，为"相傅之官"而司卫气。

平人胃气顺降，相火蛰藏，肺气右降而金肃，收敛之政行，所以不病。内外感伤，多致脾家湿旺而肝气郁滞。脾湿肝郁，则胆胃必逆。胆以甲木化气于相火，上逆则刑肺金。肺为华盖，其脏娇嫩，一被火刑，则失其清肃降敛之常，其气逆升，而病肺热。症见咳嗽上气，喘促痰鸣，黄稠难出，口燥咽干，重则热伤肺络而鼻衄，是为热痰。足太阴脾以湿土主令，手太阴肺从令化气于湿土。若脾湿素盛，则肺家从令而化湿，脾湿胃逆，肺无降路，势必上逆而病肺寒。症见咳痰清稀，气短虚烦，咳逆倚息不得卧，是为寒饮。

同时，黄元御从运气角度分析了肺与脾的关系，他认为脾为主令，肺为从令，从令不敌主令之强，所以肺家为病，多从湿化，因而病寒饮者多，而病热痰者少，内伤咳嗽，多系寒饮为患。

大肠属手阳明，以燥金主令，故其气燥。因而大肠为病，燥伤津液，不能濡润，症见便坚而尿利，甚则痞满燥实并见，承气汤证者有之。又因人之阴气易长而阳气易消，故病于大肠湿寒者亦属为常见之证。如大便溏薄，少腹冷痛，遇寒则痛泻愈加。即使大便初干后溏，或老年性便秘，也系脾湿肝郁，疏泄不利所致，非因大肠燥热所为，黄元御此种见识验之于临床，比较客观有效。

⑤肾与膀胱

黄元御对于中土与膀胱、肾的生理关系和病机联系，认识也很透彻。他认为胃土右转，浊阴全降于下，则为肾与膀胱。肾、膀胱属水，互为表里。水分壬癸，肾为癸水，属足少阴；膀胱为壬水，属足太阳。水之气寒，其性闭藏而为阴，所以肾主藏精，为“作强之官”，主水而生髓。平人水敛于外，火秘于内，所以内温而外清。内温则精血温暖而秘藏，力能“作强”而出技巧，滑遗不生；外清则膀胱清利，水道通调，癃闭不作。

然肾之温，实赖君相二火下潜于肾。心肾同属少阴，心为君火而肾为癸水。少阴君火虽为主令，但水能灭火而火不能灭水，所以君火多虚而癸水多寒，肾寒者居多。一旦内外感伤而病作，多系阳虚不能蛰藏，浮越于上，症见心悸虚烦，健忘失眠，头目晕眩，或是夜热骨蒸。虚阳不蛰而致肾寒，则症见腰膝冷痛，酸软无力，滑精遗溺，阳事不用，神疲畏寒，少腹冷痛。

相火亢旺而致水亏，症见肾阴虚者也有之，但较之阳虚肾寒者比较，则为少数。膀胱属足太阳，以寒水主令，所以其性喜凉而恶热。其气清凉，则水腑清利。而水腑之清利，全赖君相二火秘藏于肾脏。一旦因内外感伤而致相火泄露，陷于膀胱，实则水腑热涩而闭癃，虚则水脏虚寒而遗溺。

相火泄露，必致肾寒，无论属实属虚，其本均属虚。水腑闭癃，故当清利，但须适可而止，以免因过用寒凉，虚其虚而重伤肾阳。

由此黄元御得出结论：人之阳气，只宜内藏，不宜外泄。藏则内温而外清，泄则外热而内寒。外热则溲尿不通，内寒则滑遗兼作。癸水温而壬水寒则治，癸水寒而壬水热则病，所以肾家为病多寒而膀胱为病多热。

2. 六气解

黄元御的学术思想源于《内经》，他非常重视风、热、暑、湿、燥、寒六气病因的致病作用。强调人与天地相应，天地有六气五行，人体有五脏六腑，内伤则因于人体之气偏胜，外伤则人体感受天地偏胜之气。

黄元御精通五运六气学说，于《四圣心源》中设专论《六气解》，对六气从化、六气偏见、六气衰旺及风、暑、热、湿、燥、寒六气，详加论述。以气化阐释病机，其谓："内外感伤，百变不穷，溯委穷源，不过六气，六气了彻，百病莫逃。"阐释透彻入微，内容宏富，在指导临床实践方面具有非凡意义。

黄元御谓："仲景《伤寒》，以六经立法，从六气也。"是为以气化诠释《伤寒论》之代表。在其《素问悬解》中，对南政北政做出新的阐释，为前人著述中所鲜见，堪称黄元御精通五运六气学说之明证。

天有六气，人有十二经，天人相应，以主气统十二经。故曰："内外伤感总此六气。其在天者，初之气，厥阴风木也，在人则肝经应之。二之气，少阴君火也，在人则心经应之。三之气，少阳相火也，在人则三焦之经应之。四之气，太阴湿土也，在人则脾之经应之。五之气，阳明燥金也，在人则大肠之经应之。六之气，太阳寒水也，在人则膀胱之经应之。"（《四圣心源·卷二·六气解》）

以六气统十二经，每一气应二经，有司化、从化之不同，均以司化者为主，从化者为辅，是为六气统六经。如少阴君火，以手少阴君火司气，而足少阴癸水在从化之例，余皆仿此。

对于《伤寒论》理法的探索，黄元御认为，言六经不及六气，则无以辨识经脉为病的性质，也无法因其病变以祛邪，指出"仲景《伤寒》以六经立法，从六气也。六气之性情、形状，明白昭揭，六经之变化虽多，总不外乎六气"（《四圣心源·卷二·六气解》）。认为伤寒虽为外感病，但外界的六气与人体五脏六腑相应，故对伤寒的立论也以六气所化为基础。

中气运转失常，升降失职，则脏腑气机滞塞不通，而为各种病理状态。如《素灵微蕴》中说："中气不运则升降之源塞，故火炎于上，水流于下，木陷于左，金逆于右，而四维皆病。"因而可以导致精、神、气、血诸病。如《四圣心源》中说："中气衰则升降窒，肾水下寒则精病，心火上炎则神病，肝木左郁则血病，肺金右滞而气病，神病则惊怯而不宁，精病则遗泄而不秘，血病则凝瘀而不流，气病则痞塞而不宣。四维之病，悉因于中气。中气者，和济水火之机，升降金木之轴。"不但对五脏病证如此分析，对于《伤寒论》外感六经病证，亦指出因于六气失常而致，即由于六气之偏盛，则为六经之病。如《四圣心源》卷二《六气解》中说："人之六气不病则不见，凡一经病则一经之气见。平人六气调和，无风、无火、无湿、无燥、无热、无寒，故一气不至独见，病则或风，或火，或湿，或燥，或寒，或热，六气不相交济，是以一气独见。"如阳明主燥金之气，阳明之气盛则多为阳明燥结之证；太阴主湿土之气，太阴之气盛则多为脾土湿胜，腹痛下利之症；少阴主君火之气，少阴之气盛则多为发热之症等。伤寒虽为外感病，但外界的六气与人体五脏之气相应，故对伤寒的立论，也以六气所化为基础。

黄元御对脏腑之生理及病机，尤注重脾胃中气之升降顺逆。其于生理，谓"脾为己土，以太阴而主升，胃为戊土，以阳明而主降，升降之权，则在阳明之交，是谓中气。胃主受盛，脾主消磨，中气旺则胃降而善纳，脾升则肾肝亦升，故水木不郁，胃降则心肺亦降，故金火不滞。火降则水不下寒，水升则火不上热。平人下温上清者，以中气之善运也"。其于病机，谓"四维（心、肺、肝、肾）之病，悉因于中气。中气者，合济水火之机，升降金木之轴，中气衰则升降窒，肾水下寒而精病，心火上热而神病，肝木左郁而血病，肺金右滞而气病”。黄元御于内伤杂病之治疗，首重顾护中气，升清降浊，兼及四维。

（四）辨证思维

黄元御论治诸病，宗张仲景“少阴负趺阳者为顺”之旨，并据其数十年之临床心得，力主扶阳抑阴。其谓：“足太阴脾以湿土主令，足阳明胃从燥金化气，是以阳明之燥不敌太阴之湿。及其病也，胃阳衰而脾阴旺，十人之中，湿居八九而不止也。胃主降浊，脾主升清，湿则中气不运，升降反作，清阳下陷，浊阴上逆，人之衰老病死，莫不由此。”（《四圣心源·卷四·劳伤解》）故治疗多以阳衰土湿、水寒木郁立论，重在调理脾胃，复其中气升降之常。黄元御认为，中土健旺，则土燥而力能克水，中气不败则生，所以为顺。肾水旺，则中土非但不能制水，而反被水侮，水泛土湿，中气虚败而为病，甚则死，是为逆。伤寒如此，内伤杂病十之八九亦属少阴负趺阳为顺。所以治疗内伤杂病，首在调中健中，旁及四维，随证施治。中土健运，升降如常，气血畅旺，经脉通和，则病剧者可瘥，病轻者可愈。药如水谷，必赖胃之受纳，脾之消磨，方能抵达病所而除病，所以无论滋益还是补养，均须调中健中，助其运化，方能奏效。若不调中健中，中气不运，虽仙丹妙药，也无济于事。病在下者多寒，肝肾居下，肝藏血而肾藏精，所以滋益精血，宜温宜暖。病在上者多热，心肺居上，心藏神而肺藏气，所以补养神气宜清宜凉。《素问·阴阳应象大论》云：“治病必求于本。”黄元御认为，内伤杂症多属脏腑气机紊乱，故治疗以调理脏腑气机为第一要务。气机调顺，复其升降之常，虚者合之以补，实者兼酌以泄。若能妙用调复气机之法，针药无误，虽不能尽愈诸疾，亦可过半矣。

黄元御认为，治病邪去则正自安，所以遣方用药贵在胆大，当用则用，不可优柔寡断，延误病机；又须心细，审证求因，务要准确，遣方用药，务须要当，使邪去而正不伤。虚当补之，但当补而不滞，滋而不腻，若非虚候，绝不用补。实当泄之，若非实证，绝不可泄，非大实之证，不用峻下，免伤正气。立方遣药，注重健脾和胃，疏肝平胆，理气降逆，扶阳抑阴。黄元御常用茯苓、甘草、半夏、白芍、桂枝、人参、附子、干姜等味。

另外，伤寒、温病、妇科较之内伤杂病，邪异而途殊，皆有其特殊性，黄元御亦宗“四圣”之旨，参及己验，以六经辨治，但其重视中气升降，扶阳抑阴的理论，仍一以贯之。

1. 伤寒学术思想

黄元御学医之初，“考镜灵兰之秘，讵读仲景《伤寒》”，先后于乾隆十三年（1748）与乾隆十九年（1751）著成《伤寒悬解》与《伤寒说意》两书。《伤寒悬解》16 卷，基本依宋本条文原例依次顺解注释。黄元御治古医经，无不以错简为说，他不像其他主张错简重订的医家那样推崇方有执、喻昌二人，而是认为“四圣”之后，唯孙思邈不失古圣之意。黄元御重订《伤寒论》条文，不遵风寒营卫或三纲鼎立之说，而是尊张仲景，宗《素问·热论》，自成体系。首先，他提出寒温异气，认为“冬伤于寒”并非指冬日感冒寒邪藏而未发，而是指冬寒之日未知调养，伤精蕴热，至春夏温热之气引发内热而发，故表里皆热，五脏六腑皆受病。其次，他提出伤寒六经非皆经病。唯太阳有经证，而他经均无纯粹之经证。阳明全言腑病，即使有经病也是腑病连经。三阴经皆言脏病，即使有经病，也是脏病连经。少阳一经居半表半里，言半脏半腑，少阳之经病乃脏病腑病连经。故经病总统于太阳一经，腑病脏病则各经分治。

张琦在《伤寒悬解·后序》中说：“研索传注，考证典册，意旨各异，端绪莫寻，后得黄氏元御《伤寒悬解》，纲领振举，条理综贯，积疑尽释，豁然逐通，乃知先代遗作淆乱者，多不有彻识，未易致理也。”可见其对黄元御评价很高。岂知《伤寒论》经先贤多次整理，端绪可寻，其特点详于彼而略于此，或详于此而略于彼。张仲景其文，或开门见山，或语出倒装，或画龙点睛，外感与内伤，互为因果，互相夹杂，用六经治杂病，临床时有奇效。故李东垣说："仲景书为万世法，为群方之祖，治杂病若神。"黄元御集先圣之大成，三年解伤寒之悬疑，辨六气之司令，恍然已解矣。"寒热死生，荣卫殊病，六经分篇，六气司令，一气独胜，对推理、说意可谓能矣"。不过，其对王叔和之责备未免有所太过。"惜理障太多，疑丛满腹，其所解者百分之一，至于仲景全理，殆未升堂而睹奥也"。另外，从此书《寒温异气》篇中也可以看出黄元御的批判精神。其曰："叔和混热病于伤寒，遂启后来传经为热病之讹，注伤寒者数十百家，无不背仲景而尊叔和。一论之误，遗祸千古，此虽叔和之谬，而实后人之愚，仲景伤寒昭如日星，后人一字不解，无怪其狐惑邪说也。"

《伤寒说意》11 卷则综合分类六经病篇，阐说大意奥旨。"卷首"注重理论编次，从内因、外因、传经、六经等内容来阐明伤寒的主要理论。《伤寒说意》虽有臆改张仲景原文之嫌，但该书重新编次《伤寒论》，也有助于学习理解《伤寒论》的辨证体系。

该书将原发、误治证候分别编次。《伤寒论》中的太阳篇、少阳篇记载了许多原发、误治证候。《伤寒说意》则在太阳经、少阳经把原发、误治证候分别编次。如太阳经分三篇：上篇为经、腑原发证候；下篇为误治后的结胸、痞证；中篇为误治后的一般证候。少阳经分二篇：上篇记载小柴胡汤证及太阳少阳、阳明少阳之合并病；下篇记载少阳经之坏病。这种注重原发、误治证候的分别编次，有益于辨别不同证候的实质。

其次，将相类证候加以编次。对《伤寒说意》的阳明篇及三阴篇的相类证候加以编次。阳明分上、下二篇：上篇为实证——汇阳明初病之表证及阳明腑证；下篇为虚证——有溏泻哕噫、卫虚无汗、胃气上逆咳逆、湿旺心痞、汗下亡阳、谵语、郑声等。三阴虽不分篇，但其章节顺序从虚证至实证而予编次，如太阴分提纲、痛满吐利、太阳四逆汤证、腹满腹痛、发黄五章。按证候归类编次，对指导临床辨证有很大好处。

以上两书集中反映了黄元御的伤寒学术思想，现以两书为主对其伤寒学思想做以评述。

（1）首重中阳　一以贯之

崇中气，贵阳气，是黄元御治伤寒学的特色，也是其一贯的医学思想。以衄家为例，黄元御《伤寒悬解》中说："衄家之证，火泄金刑，气伤血沸，宜清金敛肺，以回逆流，而必定降胃气，降胃必用半夏。近世误以血证为阴虚，半夏性燥不宜血家，非通人之论也。若上热非盛而衄时作，则全因中下湿寒……若大衄之后气泄阳亡，厥阴寒冷，宜加参以续微阳，清润之药切不可用。"黄元御之伤寒学术思想，可谓师经方、法温补，而慎寒凉。然中医之特色为整体观念，辨证施治。六经、三焦、卫气、营血、脏腑、经络，气化相通，表里出入升降，精神、津液、气血、阴阳消长统一，错综复杂，互相转化，病变则医治亦变。例如，黄元御用温治衄，恐衄伤阳，苟若阳亡，虽有未亡之阴，谓之死阴。如果阴亡，尚有一线之阳，则阴犹能复生。

①传经寒热　取决中气

黄元御认为，伤寒病的传变，除外邪侵袭有轻重外，主要取决于人体的正气。尝言："风寒之伤人也，不能为寒，不能为热，视乎人之里气而变者也。里气和平则腑热不作，脏阴不动，此时始在经不能内传……里气非平而表邪外束，腑阳盛者则阳郁而生内热，脏阴盛者则阴郁而生内寒。"（《伤寒说意·卷首·里气解》）这里的"里气和平"，是指人体阳气、阴液充沛，无明显偏胜，病情不易传变入里。反之，病情易于入里恶化。

黄元御作《里气解》，强调"里气和平"，则邪气"终始在经，不能内传”;“里气非平”，则邪气内传寒热。此所谓“里气”，实指中气也。因此，传经“寒热之分途，全在乎中气；太阴以湿土主令，阳明从燥金化气……故火盛则燥热传于戊土，水盛则湿寒传于己土。此脏腑寒热之所由来也。”中气盛衰与否，于六经病之传经及传经寒热属性具有重要意义，黄元御此说颇有价值。

另外，黄元御认为，六气从化之时阳易衰。《伤寒说意》卷首《六气解》中，根据六气从化，认为“阴易盛而阳易衰，凡人之病阴盛者多，阳盛者少”。并举例论证说:“太阳之病，足太阳主令于寒水者，十之六七；手太阳化气于君火者，十之二三。阳明之病，足阳明化气于燥金者，十之一二；足阳明化气于湿土者，十之八九。”其实，六气从化难以说明阳易衰。如太阳化气于寒水者多是对的，但“阳明化气于燥金者十之一二”则纯属臆说。张仲景云:“阳明之为病，胃家实是也。”其实，三阳多从阳化，少从阴化；三阴多从阴化，少从阳化，于此难判阴阳之贵贱。当然，若从六经发病之总体而言，阳气占主导地位还是毋庸置疑的。

②水火不交　缘于中土

中土既为水火上下升降之枢纽，那么，中气与水火升降交通就必然密切相关。黄元御尤重于此，特别在少阴病篇详细阐述了这一观点。如分析少阴水火胜负之机时指出:“水之所以不胜火者，全赖乎土，水虽有胜必之权，而中州之土堤其阴邪，则寒水不至泛滥，而君火不至澌亡。盖土旺则水邪不作，少阴不病也。”这种从水、火、土三者之间的生克关系解析少阴的发病机理，颇能给人以启迪，理论亦较深入。从气化学说而言，少阴主气为君火，而病则又多见寒水，其理之释，就必从水火不交入手。这样就把重气化与崇中气两种学术思想合而为一，成为解释少阴寒化、热化的理论基础。只是黄元御的某些提法过于偏激。如其云:“少阴之死证总因土气之败。”“土气之败”，固然是导致少阴死证的因素，但却非决定性的或唯一的因素。简而言之，少阴死证，总因肾阳之败。

在以阴阳盛衰、寒热变化为主要病机特征的六经病中，黄元御的贵阳思想表现得尤为突出，治以补火泄水为主法。黄元御认为，六经病治法，应以补火泄水为主。如 84 条：“太阳病发汗，汗出不解，其人仍发热，心下悸，头眩，身瞤动，振振欲僻地者，真武汤主之。”黄元御认为，该证是“汗出亡阳，水寒土湿，木郁风动冲击而不宁也。宜以真武汤泄湿燥土，清风木而温寒水也。”又如，黄元御认为，少阴病“肾水有泄而无补，凡人之死，死于水寒之盛也，仲景伤寒少阴但有泄水补火之法，而无泄火补水之方”。按照三阴病治法的一般规律，黄元御此言不无道理。但以偏概全地说张仲景“少阴无泄火补水之方”，则过于武断了，黄连阿胶汤就是例外。

③阴阳不接　责之中气

张仲景云：“凡厥者，阴阳气不相顺接便为厥。”(《伤寒论・辨厥阴病脉证并治》)对于“阴阳气不相顺接”，伤寒注家众说纷纭。黄元御则认为：“足三阳以下行为顺，足三阴以上行为顺，顺行则接，逆行则阴阳离析，两不相接。其所以逆行而不接者，中气之不运也。足之三阳随阳明而下降，足之三阴随太阴而上升。中气转运，胃降脾升，则阴阳顺接；中气不运，胃逆脾陷，此阴阳不接之原也。”(《伤寒悬解・卷十二・厥阴经全篇》)其从中气释厥，别具一格。然言足经而舍手经，谈升降而舍出入，终有一定的片面性，但作为一说，可以参考。

(2)力驳叔和　传经为热

传经为热，直中为寒，作为伤寒传经学说的重要内容，为大多伤寒注家所赞同。黄元御认为，风寒侵入人体后由表及里进行传变，可按六经分为六个层次。其曰：“人之经脉自皮毛以至筋骨不过六层，太阳在表，次为阳明，次为少阳，次为太阴，次为少阴，次为厥阴。”他还注重风寒病因的不同传变规律，风邪传里易成热化之证，寒邪传里易成寒化之证。其曰："外感之病入脏而生湿寒，来自伤寒者较多……入腑而生燥热，来自中风者较多。"另外，指出"脏阴衰者多传于阳明之腑……腑阳弱者，多传于太阴"；又谓"叔和混热病于伤寒……启后来传经为热之讹，注伤寒者数十百家，无不背仲景而遵叔和，一误之误，遗祸千古"。于是，以内因传病观力驳此说。《伤寒说意》卷首《里气解》中云："风寒之伤人也，不能为寒，不能为热，视乎人之里气而为变者也。里气和平，则腑热不作，脏阴不动，终始在经，不能内传……里气非平，而表邪外束，腑阳盛者，则阳郁而生内热；脏阴盛者，则阴郁而生内寒……后世庸工，悖谬不通，乃有传经为热、直中为寒，种种胡说，千载不得解，人何可期之旦暮之间也。"就张仲景传经与直中的概念而言，阳明病的"不能食，名中寒"，即是传经为寒；少阴热化证的"心中烦，不得卧"即是直中为热。

黄元御力驳传经为热之说，与他的贵阳气思想密切相关。他认为，"阳生阴杀，显见之理。后世庸工，乃至滋阴而伐阳，泄火而补水，一临伤寒，先有传经为热之语横塞胸中，至于证脉阴阳，丝毫不解，人随药死，枉杀多矣"。这里强调勿拘传经为热说，必须根据证脉阴阳以断病求治，体现了辨证论治观和贵阳贱阴的思想。

（3）大倡三纲　论涉脏腑

风伤卫、寒伤营、风寒两伤营卫，被称为伤寒"三纲鼎立"之说。黄元御重视病因的辨证作用，认为风寒是伤寒病之病因，但由于风寒性质不同，会产生不同的证候。黄元御论涉脏腑，大倡是说。尝曰："风乃阳气之发扬，寒乃阴气之翕聚，气之不同也。"黄元御以前的错简重订流派，仅重视营卫与风寒外邪之间的联系，即风伤卫、寒伤营、风寒两伤营卫也。黄元御还注意到季节与风寒二邪的关系。尝曰："风为春气，三春之月，天温日明，则人血淖液而卫气浮，故血易泻，气易行，以风不能伤也，值气凉而窍闭，得风气之疏泄，是以伤卫。寒为冬气，三冬之月，天寒曰阴，人血凝涩而卫气沉藏，感之以寒不能伤也，值气温而窍开，得寒气之闭敛，是以伤营。”（《伤寒说意·卷首·风寒解》）说明正常的风寒气候不足致病，反常的风寒气候侵入人体才能发病。

黄元御认为，“太阳经病不过风寒二者而已，风用桂枝，寒用麻黄，风而兼寒，寒而兼风，则有桂麻各半之方”。从而将大青龙汤证排除于“三纲”之外，并指出“垂青龙之方”，在于“灵通变化”，“以为风寒双感，误世非小也”。黄元御不仅认为“寒伤营者，营闭其卫，卫气外发则汗出而病解；风伤卫者，卫闭其营，营血外发则汗出而病愈”，而且还认为营卫的生理活动、病理变化与脏腑有关。如黄元御曰：“营卫二气分司于肺肝，而总统于太阳。”其将风寒、营卫、脏腑结合论述，较方有执《伤寒论条辨》仅从营卫论述更为确切、全面。

将风寒营卫与脏腑连及而论，是黄元御伤寒两书的突出特点。如其云：“肝司营血，肺司卫气……风则伤卫，卫气秉肺金之气，其性清降而收敛，则营郁而发热……寒则伤营，营秉肝木之气，其性温升而发散，得寒邪之束闭而营血愈发，则卫郁而恶寒。”风寒营卫——肝肺相连，体现了认识太阳营卫生理及病机的整体观，是难能可贵的。然而其过于牵强，执于肝肺，以至连麻桂类方方证之释均不离营卫肝肺，难免求深反凿，脱离临床。

（4）分经分腑　腑经相连

六经发病分经腑（脏），则是黄元御治伤寒学的又一重要思想。

①六经必分经腑

黄元御认为，伤寒与温病发病不同。“温病内热素积，感必尽得”，而“风寒之家，起于外感，不缘内伤”。因此，伤寒发病之初，邪气稽留肌表，多有较为明显的经病阶段。只有当“里气不平”时，才由经病传于脏腑，形成脏病、腑病。这是因为“人之经脉至皮毛，以至筋骨，不过六层，太阳在表，次为阳明，次为少阳，次为太阴，次为少阴，次为厥阴……风寒感袭，受自皮毛，故太阳先病经脉，郁隆不得外泄，次第浸淫，相因而发”。从六经生理层次及六经病变阶段，论证了六经分经腑，阐发了六经的经病、腑病学说，确立了六经病发病与辨证的大纲。尽管这种观点尚存在一定局限，但也不能一概否之。

②太阳总统经病

六经各有经病，但均由太阳一经所统，其道理是“其人不入脏腑而但在经脉者，虽遍传六经而未经汗解则必有太阳之表证；既有太阳表证，则不拘传至何经。凡在六七日之内者，中风俱用桂枝，伤寒俱用麻黄，此太阳之经病，而实统六经之经病，不须另立六经之法也”。黄元御谈到四个方面的问题：首先，肯定了六经皆有经病；其次，认为六经经病皆与太阳表证相关；再次，以六经经病治无差异；最后，总结太阳之经病总统六经经病。这些观点，从六经病发病的整体着眼，从六经病表证的治法着手，确有提纲挈领之妙。

③腑病可以连经

经病、腑病断然有别，又非截然可分。故六经各经发病，常常有腑病连经、经病连脏的现象。如“三阴篇全言脏病，太阴之桂枝、少阴之麻黄细辛，厥阴之麻黄、升麻诸证，皆脏病之连经，非第经病也”。这里提出“连经”的概念，进一步论证了六经发病的复杂性及六经分证的双重性。《伤寒说意》还用二经相似证候类比求其实质，如吐利之证候为阳明经、太阴经所常见，因病位不同，其病机亦有差别。如黄元御曰：“太阴与阳明为表里，而升降不同，燥湿异性……阳明胃病之吐利，缘燥热之郁；太阴脾病之吐利，因湿寒之旺。”相似证候类比分析能审同析异，是判断证候病机的又一可行方法。

（5）善用气化　主从合化

用气化学说释六经，始自明代张志聪，代有传人，黄元御亦是其中代表。

①气化总统六经

《伤寒说意》《伤寒悬解》两书，不但总论部分设有专篇阐述气化思想，如“六气司令”“一气独胜”“六气解”等，而且于每经病之篇首亦均以气化学说开篇，体现气化总统六经的指导思想。如《少阴篇》云：“少阴以癸水而化于君火……及其病则丁火上炎而为热，癸水下润以为寒，遂成冰炭矣。”还指出：“少阴虽从君火化气，病则还其本源，寒水司权，有阴无阳。”黄元御以气化学说，将少阴心肾水火之生理关系、病机演变及从化缘由，阐述得较为明确，为少阴下面各条文方证之释奠定了理论基调。

②六经即是六气

黄元御认为，“人有十二经，仲景伤寒但立六经者，从六气也”，又谓“经有十二，六气统之，两经一气，故亦曰六经”。这就是说，张仲景立三阴三阳六经的理论根据就是气化学说，六经即是六气，六气统领六经。具体是“太阳寒水，阳明燥金，少阳相火，太阴湿土，少阴君火，厥阴风木”。病则“太阳是寒，阳明是燥，少阳是火，太阴是湿，厥阴是风，而唯少阴则不从热化而从寒化”。

综上所述，黄元御对伤寒学说有较多独到的见解和深刻的阐发。如论传经、倡荣卫、分经腑、重中阳等。更为可贵的是将贵阳气、主气化、崇中气等学术思想贯穿、融汇到治伤寒学的始终，在很多方面丰富了张仲景的学说，实为其他伤寒注家所不及。

2. 温病学术思想

黄元御继承了《素问・热论》对温病的认识，结合张仲景的六经辨证，以营卫气血来解释温病机理，治疗温病以调理脾胃为主，以浮萍为温病治疗的常用药物独具卓识，值得我们深入研究。

（1）本“热论”分六经

黄元御关于温病的论述，主要集中在《四圣悬枢》一书中。黄元御鉴于历代医家于温、疫、痘、疹四病，其论多杂乱无章，其药多孟浪不精，乃溯源《内经》《难经》，参以魏晋以来前贤之论而撰《四圣悬枢》5卷。第一卷论温病，第二卷论疫病，第三卷论痘病，第四卷论疹病。前四卷辨析四病原始要终、病因机转，以六经辨证解析八纲，所拟诸方均宗“四圣”之旨，并对时医多承家技、不辨温凉的弊端逐一予以批判。末卷设伊公四问，补叙前四卷未详之意，是书发“四圣”之微蕴，参以自身临证经验，条分缕析，前后融贯，独具特色。《四库全书》评价《四圣悬枢》说：“谓寒疫、温疫、痘病、疹病皆由于脏气，世皆以小儿之痘为胎毒，非也；若能因其将发而急表散之，则痘可以不出，其说为宋以来所未有。”

黄元御在温病名义中，首先定义了温病：“秋冬感冒，名曰伤寒；春夏感冒，名曰温病。”又谓：“故秋冬之感证，统曰伤寒；春夏之感证，统曰热病。仲景之言伤寒，兼秋月之伤凉也；《素问》之言热病，兼春月之病温也。”这些议论明显继承了《素问·热论》的说法。

继而，在“传经大凡”中说明了温病传变的先后次第：“一日一经，六日经尽，凡诸感病之大凡也。若伤寒，若中风，若温病、热病，若温疫、寒疫，若痘病、疹病，无不皆然。但温热必传脏腑，余则病由外感，原无内热不必定传脏腑耳。程氏郊倩，谓温病传经，伤寒中风不传经，其论全非。唯两感之家，一日两经，则温热之所独有，而诸感病之所无也。”黄元御很扼要地说明了温病传变的先后次第和温病最后入脏入腑是病变发展的必然趋势。例如在《四圣悬枢》卷一《温病解》中的太阳经证中，仅举出“头痛热渴”，温病卫闭而营郁，法当清营热而泻卫闭。一日之初，卫闭已见，营热方生，故一日太阳之治，宜凉金补水，而开皮毛，不易之法也。方用玄霜丹：浮萍、麦冬、元参、丹皮、芍药。阳明分列经证和腑证，经证举“目痛鼻干”，方用素雪丹：浮萍、石膏、元参、葛根、甘草、丹皮、芍药、生姜、麦冬。少阳经证仅举“腑痛耳聋”，方用红雨丹：柴胡、黄芩、芍药、石膏、甘草、丹皮、生姜、元参。太阴经证仅举“腹满嗌干”，方用黄酥丹：浮萍、生地黄、甘草、丹皮、芍药、生姜。少阴经证仅举“干燥发渴”，方用紫玉丹：浮萍、生地黄、知母、甘草、天冬、生姜、元参。厥阴经证仅举“烦满囊缩”，方用苍霖丹：浮萍、生地黄、芍药、当归、丹皮、甘草、生姜。在三阳经之后又列“三阳传胃”，在三阴经之后又列“三阴入脏”，均简明扼要地加以说明。黄元御在“三阳传胃”中说：“温病内热素积，断无但在经络不传胃腑之理，缘其经热郁隆，外泄无路，而胃腑积热，自当感应而发。但胃热大作，必在三日之后，经热不解而后腑热郁动，此自然之层次。”他在“三阴脏”中说：“温病内热蓄积，交春夏而受感伤，内热郁隆，原无但传经络、不传脏腑之理，第传脏传腑必在三日之外。”又说：“以阳盛于外而根于内，三日之内病在三阳，阳盛于外，故但是经热而已。三日之外，病入三阴而脏阴消烁，已化亢阳，则非止经热而已矣。积热郁伏，是以内传脏腑耳。”（《四圣悬枢・卷一・三阴入脏》）这种重点突出的简化治疗方法，既有很好的疗效，也有很好的操作性，为按部就班、有条不紊地治疗温病提供了可遵循的依据。由于温病与伤寒病因不同，初期的证候表现和发展趋向等都不一样，经过历代医学家的努力，至清代叶天士在总结前人治疗温病经验的基础上，提出了以卫气营血作为温病的辨证纲领，为温病学的形成奠定了基础。而黄元御以六经辨治温病，可以说独树一帜，他既反对用麻、桂，也反对治疗温病一概用寒凉之品。今天看来，黄元御治疗温病的法和方，虽然不及清代四大温热学家叶、薛、吴、王在温病方面的贡献，但笔者认为，黄元御治疗温病的经验仍有借鉴参考的价值，有许多宝贵之处值得我们学习研究。

（2）以营卫 解气血

黄元御论营卫气血，与叶天士不同。他认为温病主要由伏寒化温而来，疫病是感岁气之偏而得，对其发病的解释都是根据风伤卫，寒伤营。黄元御认为，“疫病之邪，虽备六气，而寒温为多。温疫感春夏之风，寒疫感秋冬之寒。风为阳邪，感则伤阳；寒为阴邪，感则伤阴。卫气为阳故中于风，营血为阴故伤于寒。”又谓：“中风之病，己土与木火受之。木火主血，随己土而上升，以阴体而抱阳魂，故血常温升而内发；中风而血不外达，是以病在血分。气清而孕水，故气病则寒盛，而为伤寒；血温而孕火，故血病即热盛，而为温病。”（《四圣悬枢・卷二・疫病解》）

重视中气是黄元御重要的医学思想，尝谓：“土者，气血之中，血化于己土而气化于戊土，血伤则己土病，气伤则戊土病也。”黄元御还将营卫与脾胃对应。其曰：“肺藏卫气，肝藏营血。寒则伤营而不伤卫，以卫气肃降，孔窍合而寒莫由入，是以不伤，唯血温而窍开，乃伤于寒。风伤卫者，以营血蒸动，孔窍开而风随汗解是以不伤，唯气凉而窍合，乃伤于风。然寒伤营血病则在卫，以营性升发，一被寒邪闭其皮毛，则营愈欲发，外乘阳位而束卫气，故卫闭而恶寒。风伤卫气病在营，以卫性降敛，一被风邪开其汗孔，卫愈欲敛，内乘阴位而逼营血，故营郁为热。”（《四圣悬枢・卷一・温病解》）黄元御认为，温病、疫病中之温疫、疹病性质都属热，其基本病机是“卫闭营郁”，而疫病中之寒疫及瘟病的病机为“营闭而卫郁”。对其每经病症状的解释，也是从这一基本病机出发而加以阐释。如对太阳经证主证“头痛热渴”的解释，他说：“太阳以寒水主令，手太阳以丙火而化气于寒水，阴盛则壬水司气而化寒，阳盛则丙火从令而化热，故太阳以寒水之经而易于病热。温病之家，冬不藏精，相火升泄，伤其寒水闭蛰之气，火旺水亏由来已久，及其春夏并感，卫阳闭密，营热郁隆，寒水之气愈亏，故受病一日，即发热作渴而恶寒也。”（《四圣悬枢・卷一・温病解》）

又如，对疫病太阳经证之“发热头痛”解释说：“太阳之经总统营卫，风伤卫气遏闭营血，营血郁迫而生里热。肝木藏血而生火，火者，血中温气蓄积而化热也。太阳寒水之经应当恶寒，以营郁而生火，故但热而不寒。”（《四圣悬枢·卷二·疫病解》）又如，对痘病太阳经主证解释说：“寒自外感而伤营血，故太阳先病寒性闭涩，窍开寒入闭其皮毛，血不得泄是以伤营，阴内阳外位之常也。寒伤营血，皮毛闭塞，营阴欲泄肤无透窍，外束阳位束其卫气，卫气内郁更壅遏而为热，营血外束收藏而为寒。阴阳易位彼此缠迫，故发热而恶寒也。”（《四圣悬枢·卷三·痘病解》）这就对温病初起为什么性质属热者发热而不恶寒，性质属寒者发热恶寒解释得非常清楚，从而据此确立了相应的治法，如“温疫传腑，当清其腑热，以发营血；寒疫传脏，当温其脏寒，以发卫气。”

黄元御以六经辨证温病，以营卫气血解释病机，可以说是其灵活运用《伤寒论》的典范，不愧为善学活用张仲景学术之大家。

（3）重视脾胃　调理阴阳

黄元御治病崇尚温补，主张扶阳抑阴，所以治疗温病重视中气是黄元御学术思想的突出特点。虽然温病与伤寒及其他内伤杂病不同，但黄元御治温病仍非常重视中气。其云：“胃为戊土，乃卫气变化之原。伤寒之病，戊土与金水受之。金水司气，随戊土而下降，以阳体而胎阴魄，故气常清降而外敛，伤寒而气反内郁，是以病在气分。脾为己土，乃营血滋生之本。”（《四圣悬枢·卷一·温病解》）黄元御在《四圣心源》卷四《中气》中说：“脾为己土以太阴而主升，胃为戊土以阳明而主降，升降之权则在阴阳之交，是为中气。”中气即是脾胃之气。脾主运化，胃主受纳，脾气升则肝肾之气亦升，胃气降则心肺之气亦降，所以火降则无下寒，水升则无炎上之变，如果升降悖逆，则百病丛生。黄元御认为，温病虽为外感病，但其病变发生仍不外脾胃之气的偏盛偏衰。其曰：“脏以太阴为主，腑以阳明为主。胃为戊土，乃卫气变化之源；脾为己土，乃营血滋生之本。”凡温病、温疫、疹病，其性属热，则其病变可归结为胃阳旺而脾阴衰。阳明以燥金主令，“胃土燥热，必伤脏阴，其肺脾津液，肝肾精血，久为相火煎熬，益以燥热燔蒸，脏阴枯竭则人死矣”。阳明戊土胃居三阳之长，温病阳盛之极，必皆归阳明胃腑。所以黄元御认为，“温病三日之外，三阴脏病悉以胃热为之根本，虽曰五脏六腑皆受病，而阳明胃腑实其纲领也，其里热发作不拘在何脏腑，总以泄胃为主而兼清本部”（《四圣悬枢·卷一·温病解》）。黄元御进一步阐释说：“阳明以燥金主令，足阳明以戊土而化气于燥金，太阴胜则阳明化气而为湿，阳明胜则太阴化气而为燥，故阳明之经，易于病燥。”因而，“阳莫盛于阳明，燥热在经，不得泄路，迟则胃腑积热，因表郁而内应。腑热一作，脏阴渐枯，便伏异日死机。于其腑热未动之时，凉泻经络，以清其热。”（《四圣悬枢·卷一·温病解》）又说：“外感风寒以及内伤百病，其在太阴无不是湿，而惟温病之在太阴，则化湿为燥，以其冬水失藏，相火泄而脾阴烁也……太阴之湿夺于阳明之燥，脾阴枯槁则肝肾精血俱难保矣。”所以治疗“是宜清散皮毛泄阳明之燥，而滋太阴之湿也”。进而分析说：“滋太阴之湿而泻阳明之燥固已，而推原太阴土湿之所由来，实原于水；而肾水之所以枯槁，一耗伤于燥土，一盗泄于风木。治法以麦冬润阳明之燥，以地黄滋太阴之湿，以知母、元参、天冬清金而壮少阴之水，以当归、丹皮、白芍润木而息厥阴之风。而地黄之性，滋湿清风，兼而能之，故三阴并宜。地黄泄阳助湿，至下之品，至于温病，土燥而木枯，则反为灵宝，莫佳于此矣！”（《四圣悬枢·卷一·温病解》）

黄元御认为寒疫、痘病亦属温病，但其性质属寒，其病机可归结为脾阴旺而胃阳衰。一般认为温病伤阴者多，多死于竭阴。而黄元御则认为“寒疫之死，死于胃阳之虚”。又如痘病，黄元御认为，“阳贵阴贱，凡病皆然，至于痘家尤为甚焉”，故“痘家自始至终全赖阳旺，阳减一分，则其异时发达收结必有一分欠缺”，其治疗也理应“抑阴扶阳”。

黄元御治疗温病是从调理脾胃入手，但治法灵活。黄元御认为“仲景论温但戒汗下火劫，未尝立法。究竟温病治法，不离汗、泻两义，但须清凉滋润而已。”可见对待具体病证，尤其是温病，黄元御不仅仅局限于崇阳卑阴，对大黄、芒硝、石膏的寒凉之品也有较多应用。如其以“麦冬润阳明之燥，以地黄滋太阴之湿”，重点在纠正温病阴阳的盛衰，并不像有人一贯认为的那样一味温阳燥湿。

但黄元御又有言：“其营郁热发，而又病于春夏之间，固无入脏生寒用四逆、真武之证。然燥渴饮冷积水不消者，亦未尝少，此皆不可用凉泻之法也。”以上所述，充分体现了黄元御临床辨证的圆机活法，以调理阴阳为主的辨证思想。

（4）圆机活法，喜用浮萍

黄元御认为温病有热性和寒性两大类，其中又以属热者为多。两者虽同属温病范围，但其机理变化不同。特别是初期阶段，如上文所述，属热者为“卫闭而营郁”，属寒者为“卫郁而营闭”。观其治疗用药亦不相同，黄元御用药多是根据《伤寒论》进行加减变通，如解表邪，热用浮萍，寒用紫苏；以麦冬润阳明之燥；以生地滋太阴之湿；以知母、天冬清金而壮少阴之水；以当归、丹皮、白芍凉血润燥而息风，多数方剂皆以上述药物为主加减出入。其中，以浮萍解表是其用药的一大特点。

黄元御运用浮萍的病机是春夏病感，外邪伤营卫，卫闭而营郁。浮萍用法相当于麻黄而适用范畴大于麻黄。选用浮萍，借其发散之性以开泄卫气之闭，营热之郁亦通过解表药发泄之，即“火郁发之”之意。如治疗温病，自制元霜丹（浮萍、麦冬、甘草、丹皮、芍药、生姜、大枣），“治一日太阳温病头项痛、腰脊强、发热、作渴者”；素雪丹（浮萍、石膏、麦冬、元参、葛根、甘草、丹皮、芍药、生姜）“治二日阳明温病身热、目痛、鼻干、不卧、胸燥、口渴者”；黄酥丹（浮萍、生地黄、甘草、丹皮、芍药、生姜）“治四日太阴温病腹满、嗌干、发热、作渴者”；紫玉丹（浮萍、生地黄、知母、甘草、天冬、生姜、元参）“治五日少阴温病口燥、舌干、发热、作渴者”；苍霖丹（浮萍、生地黄、芍药、当归、丹皮、甘草、生姜）“治六日厥阴温病烦满、囊缩、发热、作渴者”。以上方中皆用浮萍。黄元御在《四圣悬枢》卷一《温病解》中治疗用方共有 8 首，其中 5 方用了浮萍。又如，在治温疫的 16 方中有 8 方用了浮萍，在治疹病的 20 首方剂中有 11 方用浮萍。由此可见，黄元御在治疗温病所用的方剂中有多一半用浮萍。

据本草记载，浮萍辛寒，入肺、膀胱经，具有解表透疹和行水消肿两大功效。其性辛寒疏散，质轻上浮，善开毛窍，故能宣肺发汗，解表透疹。用浮萍解表透疹，疏散风热，治疗水肿为人所共知。但以浮萍发诸经之表，清散皮毛而治疗各经病证可以说是黄元御的一大发明，是他治温病用药独具一格的特点。例如：“一日太阳瘟疫”，症见“发热头痛、项强”，黄元御创制浮萍汤治之，药用浮萍、丹皮、芍药、炙甘草、生姜、大枣，流水煎大半杯热服，覆衣取汗，“以浮萍泄卫气之闭，丹皮、芍药泄营血之郁”。若“脉浮而紧，发热恶寒、身痛腰痛，烦躁无汗而喘促”，乃“卫阳遏闭，风不能泄，营郁莫达”之故，治以浮萍石膏汤：浮萍、生石膏、杏仁、炙甘草、生姜、大枣，流水煎大半杯，热服覆衣，以“清散经络之火”。二日阳明温疫，此时“腑燥未作，经燥先动”，若症见“目痛，鼻干，烦热不卧者”，治以浮萍葛根汤：浮萍、葛根、石膏、元参、甘草、生姜，流水煎大半杯热服；若症见“泄利者”，治以浮萍葛根芍药汤：浮萍、葛根、石膏、元参、甘草、芍药，流水煎大半杯热服；若“呕吐者”，治以浮萍葛根半夏汤：浮萍、葛根、石膏、元参、甘草、芍药、半夏、生姜，流水煎大半杯热服。太阴经温疫，症见“腹满嗌干”，治以浮萍地黄汤：浮萍、生地黄、丹皮、芍药、甘草、生姜、大枣，流水煎大半杯热服，使“脾阴足，以济胃阳，则营热不至于内蒸，自然发越于皮毛矣”。少阴经温疫，症现“口燥舌干而渴”，治以浮萍天冬汤：浮萍、天冬、生地黄、元参、丹皮、生姜、天花粉，流水煎大半杯温服，言“肾水可以治相火，则营热不至于内焚，自然宣泄于孔窍矣”。厥阴经温疫，症现“烦满发斑”，治以浮萍当归汤：浮萍、当归、生地黄、丹皮、芍药、甘草、生姜，流水煎大半杯，热服，“清解凉血，使其营热发达，厥阴瘟疫之定法也”（以上见《四圣悬枢·疫病原始》)。同时石膏、玄参、知母等也是常用于治疗温病的药物。在疫病的治疗中，虽然黄元御认为病机与温病相同，但强调了“疫疠感于岁气之偏，乡里传染，证状皆同，少由主气而多属客邪”。因为多属客邪，就决定了其治疗以汗泻为主，从《四圣悬枢》卷二《疫病解》的方剂中，可以看到白虎汤、承气汤、大柴胡汤，以及大黄、芒硝的应用，这是黄元御学习古人并结合自身临床经验归纳总结的，很值得我们进行深入研究和探讨。

3. 妇科学术思想

（1）妇科疾病治疗总则

黄元御的代表著作《四圣心源》中对女科经、带、胎孕、产后、热入血室和骨蒸诸病证治均本以“崇阳卑阴”之论，故其言治疗妇科疾患首在调经，而“调经养血之法，首以崇阳为主”；其次，强调妇人杂病病位多在肝脾两经，病机多为水寒土湿，木郁风动，邪气淫泆。黄元御妇科学术思想，发《素问》《灵枢》《金匮要略》之微蕴，论点精辟，见解独特。笔者略举其要者探讨于后，以供参考。

①调经养血首崇中阳

黄元御认为，妇人之质有异于男子，病则多宜培补、疏调，最忌寒凉伐泄。其谓先哲张仲景示以温经之法，可以作为妇科治法之准绳。黄元御精辟地论述了脾、肾、肝三脏在妇科疾病方面的密切联系。其弟子麻瑞亭尝将其意解述之为："血生于脾，藏于肝，而总统于冲任二脉。脾统血，喜燥而恶湿；肾藏精，其性闭蛰，主冲任二脉；肝主疏泄，性喜条达，生于肾水而长于脾土。疏泄太过，则月事先期而至，甚则崩漏不止；疏泄不及，则月事后期方来，甚则闭结断绝。肝肾阴旺，经血凝癖，紫黑成块，腐败不鲜，甚则绝产不生，以至亡身殒命。"（《医林五十年·妇科病证》）故言治疗妇科疾患首在调经，此乃黄氏心得之言。

黄元御认为，"调经养血之法，首以崇阳为主"；经血原化生于脾土，脾阳左旋，温升而生营血，血藏于肝而总统于冲任。肝主疏泄，性喜条达，生于肾水而长于脾土，若水土温暖，则生发之令行，肝木条达，月经调畅；反之，水土寒湿，不能生长肝木，则开气郁陷，疏泄不遂，冲任失调，月经病作。其曰："水谷入胃，脾阳磨化，渣滓下传而为粪溺，精华上奉而变气血。气统于肺，血藏于肝。肝血温升而化阳神，肺气清降而产阴精"（《四圣心源·卷一·天人解》）。五脏之精气"总由土气所化生"。若"中气衰则升降窒，肾水下寒而精病，心火上炎而神病，肝木左郁而血病，肺金右滞而气病"，所以"四维之病，悉因中气"。首建中州以资经血生化之源，疏肝理气以调经期之太过不及，温肾潜阳以固其根本，多宜培补疏条，最忌寒凉伐泄。"医家之要，首在中气……泄水补火，扶阳抑阴，使中气轮转，清浊复位，却病延年之法莫妙于此矣！"他指出："经血之原化于己土，脾阳左旋，温升而生营血……血藏于肝而总统于冲任。阴中阳盛，生意沛然，一承雨露，煦濡长养，是以成孕而怀子"，所以强调"调经养血之法，首以崇阳为主"。

基于这种"崇阳卑阴"的学术思想，黄元御针对阳衰、水寒、土湿、木郁诸种病机，治从扶阳抑阴入手，处处顾护阳气，用药喜热而恶寒。如治经脉闭结立桂枝丹皮桃仁汤（桂枝、芍药、丹皮、桃仁、甘草、茯苓、丹参）；治经漏立桂枝姜苓汤（甘草、茯苓、桂枝、芍药、干姜、丹皮、首乌）；治经水先期立桂枝姜苓汤（同上）；治经水后期立姜苓阿胶汤（丹皮、甘草、桂枝、茯苓、干姜、丹参、首乌、阿胶）；治经前腹痛立苓桂丹参汤（丹皮、甘草、丹参、干姜、桂枝、茯苓）；治经后腹痛立归地芍药汤（当归、地黄、芍药、甘草、桂枝、茯苓、首乌）等。辨证得当，常可应手取效。

②妇人杂病多调肝脾

黄元御谓："土湿木郁，生气不达，奇邪淫泆，百病丛生。"所以妇人杂病多在肝脾两经，且"阳虚积冷者多，阴虚结热者少，以其燥热在肝胆，湿寒在脾肾。土湿木郁而生表热者十之八九，土燥水亏而生里热者，百无一二。"（《四圣心源·卷十·妇人解》）妇人杂病，多因水寒土湿，木郁风动，邪气淫泆所致。验之临床，阳虚积冷者多，阴虚热结者少。因水寒土湿而致木郁者十之八九，因土燥水亏而生燥热者不过十之一二。太过不及，虽缘于脾湿肾寒，肝气郁陷，亦缘于肺胃降敛之失常。所以然者，脾胃同属中土互为表里，胃喜润而恶燥与脾互为既济。脾湿则胃逆，胃逆则肺无降路，故肺胃降敛失常。降敛不及，则肝气疏泄愈甚，降敛太过则肝气郁遏愈加严重。治应溯本求源，首当健运中州，以资经血化生之源；疏肝理气，以调经期之太过不及；温肾潜阳，以固其根本之不足。

此外值得一提的是，黄元御特别推崇当归芍药散。《金匮要略·妇人杂病脉证并治》云："妇人腹中诸疾痛，当归芍药散主之。"黄元御认为，此论提纲挈领，当归芍药散组方简捷，药味平和无损，功能健脾渗湿、舒肝止痛，切中病机。不惟主妇人腹中诸疾痛，根据脉证加减化裁，适用于绝大部分妇科杂病。

（2）妇科疾病辨证论治

为更深入地了解黄元御的妇科学术思想，现列举其妇科诸病证治经验如下：

①经脉闭结

黄元御认为，经脉闭结缘于肝木之郁。因“木性喜达，木气条达，故经脉流行，不至结涩。木气郁陷，发生不遂，则经血凝滞，闭结生矣”。其病机为水寒土湿。因为“木生于水而长于土，乙木之温即脾阳之左升也，水寒土湿，木气不达，抑郁盘塞，则经水不通，以其生气失政而疏泄不行也”(《四圣心源·卷十·妇人解》)。

②月经后期

月经后期为月经闭结之先兆，闭结为后期之剧者。肝气郁遏，疏泄不畅，肺气敛闭则病月经后期或经塞不畅；肺金敛闭不启，肝木不能疏泄则病闭结。

黄元御认为胆为甲木，肝为乙木。其曰：“乙木既陷，甲木必逆。乙木遏陷，温气不扬，则生下热；甲木冲逆，相火不归，则生上热。经脉燔蒸而升降阻格，内无去路则蒸发皮毛，泄而为汗。”因而营阴暗耗，阳气日损。此证肝胆固属燥热，其脾肾仍是湿寒。因“水寒土湿，木气不达，抑郁盘塞，则经脉不通，以其生气失政而疏泄不行也”。月经后期，立姜苓阿胶汤：丹皮三钱，甘草二钱，桂枝三钱，茯苓三钱，干姜三钱，丹参三钱，首乌三钱，阿胶三钱。闭结立桂枝丹皮桃仁汤：桂枝三钱，丹参三钱。上热加黄芩，中寒加干姜，中气不足加人参，血块坚硬加鳖甲，脾郁加砂仁。

③崩漏

黄元御认为崩漏缘于肝木之郁陷。医之常识治崩漏有三法：一曰塞流，二曰澄源，三曰端本，这是治疗崩漏之常法。黄元御在《四圣心源》卷十《妇人解》中说：“肝木主生，生意畅遂，木气条达，则经血温升不至于泄，生意郁陷，木气不达，经血陷流，则病崩漏。”崩漏病机全由于“土败”，“土者，血海之堤防也。堤防坚固，则澜安而波平；堤防溃败，故泛滥而倾注”“缘乙木生长于水土，水旺土湿脾阳陷败，不能发达木气升举经血，于是下郁而病崩漏”。故而经水先期、后期，皆缘于脾湿而肝陷。崩漏为先期之剧者，其病机为肝木疏泄太过肺金收敛不及，月经则先期而至或淋沥不止；或为肝木疏泄太过，肺金不能收敛，则病血崩。黄元御在学术思想上将其归结为阳气足则阴邪散，肝气达则升举有能：“木气郁陷不得发扬，则经血凝瘀莫能通畅，无论先期后期，血必结涩而不利。其通多而塞少者木气泄之，故先期而至……其塞多而通少者木不能泄，则后期而至。”水寒土湿脾阳陷败，不能发达木气、升举经血而致肝气郁陷，肝木郁陷则愈欲疏泄，木欲泄而金愈敛，气虚收敛不及则月经先期而至，或淋沥不止梗涩不利；肝木泄而肺气虚不能敛，则月经滂沛流溢而病血崩。经水先期和经漏立桂枝姜苓汤：丹皮三钱，甘草二钱，茯苓三钱，首乌三钱，干姜三钱，桂枝三钱，芍药三钱。黄元御对崩漏之治既不囿于前人治崩漏之藩篱，又不同于后人不敢用辛热之桂、姜。温中补土，使脾统血，气能摄血，崩漏自愈。

④痛经

黄元御认为，痛经有两种情况：经前腹痛缘于肝木疏泄不遂，刑克脾土使然。“水土湿寒，乙木抑遏，血脉凝涩不畅；月满血盈，经水不利。木气壅迫，疏泄莫遂，郁勃冲突，克伤脾脏，是以腹痛”。又曰：“其病在经后者，血虚肝燥，风木克土也。以经后血虚，肝木失荣，枯燥生风，贼伤土气，是以痛作也。”（《四圣心源·卷十·妇人解》）

经前腹痛治宜温燥水土，通经达木，经调则痛止，立苓桂丹参汤：丹皮三钱，甘草二钱，丹参三钱，干姜三钱，桂枝三钱，茯苓三钱。经后腹痛系因水寒土湿，血虚肝燥，陷泄不升，风木克土。因“经后血虚，肝木失荣，枯燥生风，贼伤土气，是以作痛”。立归地芍药汤：当归三钱，地黄三钱，药药三钱，甘草二钱，桂枝三钱，茯苓三钱，首乌二钱。

⑤骨蒸

关于骨蒸，医家多从阴虚立论，治以滋阴降火。黄元御却认为“缘于肝木之不达”“肝木生于肾水，阳根在水。春气一交，随脾土左升则化肝木，木气生发，和煦温畅，后臻夏令，水中之阳尽达于九天，则木化而为火。木火生长，是以骨髓清凉，下热不生。水寒土湿，肝木不升，温气下郁，陷于肾水，则骨蒸血热于是病矣”（《四圣心源·卷十·妇人解》）。所以宜“燥土暖水，升达木气”，立苓桂柴胡汤（茯苓、甘草、丹皮、桂枝、芍药、柴胡、半夏）。黄元御认为“率以滋阴泻热之剂，愈败土气”，是速其死也！

⑥热入血室

经水适来，血室新虚，外感中风，风伤卫气；卫气闭敛，营郁热发，热自经络而入血室，势所必然。然少阳、厥阴表里同气，血藏于厥阴，热入血室，同气相感，自厥阴而传少阳。甲木逆升，经气不降，横塞胸胁，故状如结胸；君相感应，相火升炎而炼心液，故作谵语。肝主血而心主脉，血行脉中，血热则心病，治宜清厥阴少阳之经，泻热而凉血，黄元御立柴胡地黄汤：柴胡三钱，黄芩三钱，甘草二钱，芍药三钱，丹皮三钱，地黄三钱。表未解加苏叶、生姜。

⑦带浊

黄元御认为，带浊之病，不外乎水湿不化和精液津血的滑脱。而脾为土脏主运化水湿而升清，肾主水而为封藏之本。脾虚不运则水湿不化，清气不升反而下流；肾气亏虚，则蒸腾封藏无能，故带下绵绵。“带者，任脉之阴旺，带脉之不引也。五脏之阴精皆统于任脉。任中阳秘，带脉横束，环腰如带，为之收引，故精敛而不泄。任脉寒冱，带脉不引，精华流溢，是谓带下”（《四圣心源·卷十·妇人解》）。其病机在于脾胃之湿，因为“气根于肾坎之阳也，升于木火而藏于肺；血根于心离之阴也，降于金水而藏于肝……金随胃降，收敛之政行，离阴下潜而化浊阴，是以气凉而水暖；木从脾升，长发之令畅，坎阳上达而化清阳，是以血温而火清。阳不郁则热不生，阴不郁则寒不作也”（《四圣心源·卷十·妇人解》）。若土湿脾胃不运，阴阳上下莫交，则“阳上郁而热生于气，阴下郁而寒生于血”，“相火下衰，肾水澌寒，经血凝瘀，结于少腹，阻格阴精上济之路，肾水失藏，肝不疏泄，故精液淫泆，流而为带”（《四圣心源·卷十·妇人解》）。带证，多因脾湿肝郁，疏泄不藏，阴精流溢使然。黄元御认为张仲景之温经汤“温中去湿，清金荣木，活血行瘀，诚为圣法”，治妇人带下及少腹寒冷久不受孕，或崩漏下血，或经来过多，或至期不来。

黄元御继承《素问·上古天真论》所云：“肾者主水，受五脏六腑之精而藏之。”《素问·骨空论》云：“任脉为病，男子内结七疝，女子带下瘕聚。”认为肾温则藏，寒则不藏。脾湿肝郁，胆胃不降，则相火不藏，不能温暖癸水，因而肾寒。肾家虚寒，不能生长肝木，木郁风动，行其疏泄。肾寒不藏，任脉阴旺，带脉失于收引，故阴精流滋，而病带证。

黄元御未论及五色带，现就其弟子麻瑞亭在《麻瑞亭治验集·妇人杂病》中的论述试作补充：五脏各有其本色，所以带有青、黄、赤、白、黑五色。一脏偏伤，则一色偏见。腰为肾之府，肾寒故而腰腿酸痛，困乏无力。三焦相火陷于膀胱，郁生下热，故而带下色黄黏稠，腥臭难闻，溺黄涩而不利。脾湿肝郁，胆胃上逆，相火升泄，致使上热燔蒸，故而胸膈满闷，五心烦热，夜热毛蒸，黎明盗汗，口舌干燥，头昏耳鸣，心烦失眠，恶闻声响。

⑧妊娠

《灵枢·决气》云：“两精相搏，合而成形，常先身生，是谓精。”《灵枢·经脉》云：“人始生，先成精，精成而脑髓生；骨为干，脉为营，筋为纲，肉为墙，皮肤坚而毛发长，谷入于胃，脉道以通，血气乃行。”胎之初生，乃两精相搏，二气妙凝，合而成形。血以濡之，化其魂神；气以煦之，化其魄精；涵养变化，五气皆足；瓜熟蒂落，十月而生，是为人。

黄元御秉承《内经》理论，认为人体未形之先爰有祖气，祖气之内包含阴阳。气含阴阳则有清浊，清则浮升，浊则沉降。升则为阳，降则为阴。阴阳之间，是谓中气。中气者，土也。胎以气化，而不以精化。精为果中之仁，气为仁中之生意。胎得土气，生意为芽，芽生则仁渐枯，故精不能生。结胎者，精中之生意也。胎气既结，血以濡之，而化其魂神，气以煦之，而化其精魄。气统于肺，血藏于肝，而气血之根总源于脾胃。脾胃属土，乃化生气血、培养胎元之根本。麻瑞亭在《麻瑞亭治验集・中卷・病症妊娠》将这一观点概括为："胎妊者，土气所长养也。土气充旺，则四维得养，木火以生长之，金水以收成之，化生五神，爰生五气，以为卫外，产生五精，以为内守，结五脏，以为宫城，开五官，以为门户，日迁月化，潜滋默长，形完气足，十月而生，是为人。"

⑨堕胎　胎孕

黄元御认为堕胎和胎孕病变有寒热虚实之不同，治之应当药随证用，不可执泥固定之方，以治灵活多变之病。黄元御指出胎妊之氤氲变化、煦濡滋养全赖脾土："两精相搏，二气妙凝，清升肇基，血以濡之化其神魂，气以煦之化其精魄……而气血之根，总源于土"。所以"土者，滋生气血、培养胎妊之本也"。若"土衰而四维失灌，藏气不厚则木不能生，生气不厚则火不能长，长气不厚则金不能收，收气不厚则水不能成。生长之气薄则胎不发育，收成之气薄则胎不坚完"。故强调"养胎之要，首在培土"。强调土为四家之母，胎妊之结，全藉乎土。"土中阳旺，则胎气发育，十月满啼，不至于堕"。

黄元御认为堕胎缘于"土气之虚也"。其论胎妊之理曰："生发于木火，收藏于金水，而四象之推迁皆中气之转运也。阳蛰地下左旋而化乙木，和煦温畅，万物资生者，己土之东升也；阴凝天上，右转而化辛金，清凉肃杀，万宝告成者，戊土之西降也。木升火化而胎气畅茂，金降水凝而胎气坚完。”又曰：“土生于火而克于木，火旺则土燥而木达，火衰则土湿而木郁。乙木郁陷而克己土，土气困败，胎妊失养，是以善堕。”（《四圣心源·卷十·结胎》）而其原本乃因命门火衰，肾水澌寒，侮土灭火，不生肝木。木气郁陷则贼伤脾土损伤胎原，立姜桂苓参汤：甘草、人参、茯苓、干姜、桂枝、丹皮。

⑩胎漏

结胎之后经血滋养子宫，是以经断而不行。黄元御认为胎漏者有两种情况：其一，因于瘀血阻格，“胎成经断，血室盈满，不复流溢。肝脾阳弱，莫能行血，养胎之余，易致堙瘀。瘀血蓄积，阻碍经络，胎妊渐长，隧道壅塞，此后之血不得土资，月满阴盈，于是下漏”；其二，因于肝脾郁陷，木气不达，则经血陷漏。前者宜仲景桂枝茯苓丸，后者拟桂枝地黄阿胶汤：甘草、地黄、阿胶、当归、桂枝、芍药、茯苓、丹皮。

除以上病症外，黄元御还论述了产后病，认为产后以虚证多见。然胎时“气滞血瘀，积瘀未尽，癥瘕续成者”致病颇多，而气血亏虚，脾虚肝燥，郁而克土，腹痛食减者亦复不少。所以产后为病，毋泥于虚。黄元御认为，“胎气生长，盗泄肝脾，土虚木贼，为诸病之本。土气不亏，不成大病也”。瘀血蓄积，木郁腹痛，立桃仁鳖甲汤：桃仁、鳖甲、丹皮、丹参、桂枝、甘草。内热加生地黄，内寒加干姜。脾虚土燥，木郁克土，腹痛食减，渴欲饮水，立桂枝丹皮地黄汤：桂枝、芍药、甘草、丹皮、地黄、当归。气虚加人参，水寒土湿加干姜、茯苓。另外，对张仲景“产后三病”——痉、冒、大便难，也颇多发明，以血弱经虚为痉，以气损阳亏为冒，津枯肠燥为大便难，尊古崇圣特色至为鲜明。

上述黄元御妇科证治心法，均宗四圣之旨，遣药简洁，配伍精当，实堪师法。

（五）比较研究

1. 黄元御与李东垣

李杲，晚年自号东垣老人，南宋金真定人，金元四家之一，其著述甚多，有《兰室秘藏》《内外感惑论》《伤寒会要》《伤寒治法举要》《用药心法》《药类法象》等。著作中最有影响的是《脾胃论》。李东垣创立了“脾胃内伤学说”，被称为补土派。

后世有对李杲及其学说推崇者，如王伦谓之：“外感宗仲景，内伤法东垣”，使其与张仲景相提并论；也有对其不屑者，如陈修园认为：“（四家中）最下是李东垣，树论以脾胃为主，立方以补中为先，徇其名而亡其实，燥烈劫阴，毫无法度……邪说流传，至今不熄”。今人对他的评论也褒贬不一，究其原因，与李东垣著作中立论和处方的说理欠清晰不无关系。

在重视脾胃这点上，李东垣与黄元御相似，而且二人都强调气机升降，都重视天人关系。但黄元御更全面、更深入、更系统。现就两家医学思想的异同做以比较，以便我们更深入地了解黄元御的学术思想。

（1）强调中气为本

李东垣与黄元御都以脾胃为一身之本，由于对脾胃作用认识的不同，对病因病机的理解也不相同，因此在处方用药上也有很大不同。此外，受所处时代限制，李东垣比较重视内伤病的阐释，黄元御则内伤、外感病兼而论之。

李东垣认为，脾胃为生命根本，脾主运化，胃为“仓廪”，一脏一腑为后天之本，生化气血充养四肢百骸。五脏六腑受气于胃，人以胃气为本，“脏”通过“腑”的化养才能贮藏精气。元气为生命之本，全赖胃气滋养，“胃气如本弱，元气不能充而诸病由所生”。在他看来，人体元气之充旺全赖脾胃之气的强健，元气又是人体健康之源，脾胃伤则元气衰，元气衰则“内伤脾胃，百病由生……百病皆由脾胃衰而生”。

李东垣在《脾胃论·脾胃虚实传变论》中指出，脾胃一主升，一主降，运化水谷，滋养元气，输布精微。饮食不节、过度劳累或情志失调可使脾胃受损，脾受损则肌肉消瘦，胃受损则怠惰懒言；胃受损则脾无所禀受，脾受损则胃不能独行其津液。脾胃一表一里，一损俱损。脾胃受损而生百病，脾胃受损后元气亏虚，谷气下注，阴火上乘而为气虚发热；土气下行克肾水则为骨痹；谷气不能上达心肺，心火乘土位为烦热，火盛木郁则为血证、为目疾、为痈疮；木盛肺气不得清肃，肺气不敛则为喘促，乃至临床更有百种变化。因此，李东垣认为诸症治疗各依法度，总以脾胃为本。

黄元御则把对人体生命本源的研究和对天地本源的研究联系起来。其曰："人与天地相参也，阴阳肇基，爰有祖气，祖气者人身之太极也……祖气之内含抱阴阳，阴阳之间是谓中气，中气者土也。"黄元御以气化为基本观点，提出了"祖气"学说来揭示生命的本源。他认为祖气这种物质是生命的开始，祖气内含的阴阳是生命本身固有的两种能动物质，只有阴阳的升降变化，才能产生机体的生命发育，他认为，"中气升降，是生阴阳"。中气的升降是产生阴阳变化的根本，这就比李东垣说的更明确了。

黄元御因为特别重视脾胃气机升降，所以就容易忽视具体形质的作用。如其所言，"精如果中之仁，气如仁中之生意，仁得土气，生意为芽，芽生而仁腐，故精不能生，所以生人者，精中之气也"。因此，黄元御认为各种疾病偏于气机运行的失常，五行生克是气的生克而非质的生克，"相生则无不及，相克则无太过，生则见变化之妙，克则见制伏之巧，亦克以气而不克以质也。前人据五行形质而论生克，逝其远矣"(《素灵微蕴·卷一·藏象解》)。黄元御对脾胃气机失常致病的论述不如李东垣细致，但从中气升降进而阐释五行的生克确是前人所未及。

（2）重视中气升降

李东垣以升降浮沉为脾胃功能，病证以脾胃病为核心，提出胃病之药宜偏柔润。

李东垣以升降浮沉为脾胃之气化功能，其气机顺从天地阴阳之变化。人与自然密切相关，强调养生防病应适应自然，调节脾胃之气。在《脾胃论》第八篇《气运衰旺图说》、第二十五篇《天地阴阳生杀之理在升降浮沉之间论》、第二十六篇《阴阳寿夭论》、第二十八篇《阴阳升降论》，详细阐述了这个观点。

在李东垣的思路中，体内春升、夏浮、秋降、冬沉的转换，都要依赖脾旺、脾转。其在《脾胃论》中指出："脾无正行，于四季之末各旺一十八日，以生四脏。"如脾不旺，脾不转，自然升浮降沉失序，于是所出四方中都用到了人参、白术、炙甘草，目的在于通过"旺脾"促使体内升、浮、降、沉按时有序的转换。

清·尤在泾在《医学读书记》中说："古人制方用药，一本升降浮沉之理，不拘寒热补泻之剂者，宋元以来东垣一人而已。"

临床常见的升降失常病证为：清气下陷，即脾虚气陷，如脱肛、久泻、癃闭、阴挺、带下经漏、小儿囟陷等病；浊气上逆，胃气上逆上干清道，如眩晕、呕吐、食滞；中土虚而浊阴逞，清浊相干，湿浊痰饮不能运化而中满痞塞腹胀；清浊相干，清气不得升，浊气不得降而呕吐、泄泻；土虚木乘，肝木克土，怒则气逆而呕吐腹痛、飧泄；阻碍心肾交通，脾位中央交通上下，虚则精血不足，心肾不交，出现惊悸、不得卧、梦遗等症；痰饮中阻，胃不和则卧不安，呕吐、脘胀、不眠。

另外，李东垣认为胃病不同于脾，胃有病则饮食失常，四肢百骸、皮肉筋骨无以养，可见乏力、肌肉消瘦、唇色少华。"胃为燥土"，易化热伤及阴津，因而胃病治疗也不同，用药宜偏柔润。

李东垣认为脾胃病病机的关键，是由于胃主受纳与脾主运化功能失常。脾多湿病，胃多燥病，燥与湿为脾胃病发生的主要因素。用温燥之药助阳气以扶脾，以柔润之药和胃气，是脾胃病治疗的常用方法。脾气宜升，胃气宜降。脾气升则精津布输，胃气降则浊气得泄，因此“脾主升，胃主降”，“脾升则健，胃降则和”。

李东垣《脾胃论》注重病之阴阳寒热虚实，论病以内伤虚证为主，病机责之“阳气不足”，后世称为“温补派”。脾和胃相互关联，失一则中运不健而致病。临床诊治脾胃病，以《脾胃论》燥脾润胃诸法为主要观点，同时必须脏腑兼顾，针对脾胃脏腑功能不同，升清降浊健运分治。

黄元御以气化升降来阐释阴阳五行学说，内伤杂病论兼四维，杂病重视肝脾、胆胃之逆。

黄元御倡导气化升降之说，以气化升降来阐释阴阳五行学说。他认为一切事物的发生，都是由于气的运行变化所致。中气升降，使全身气机协调统一。人体各部分功能的协调统一，是以脾胃为枢纽而调节与维持的。气是世界本原的物质，由于气的不断运行，上下升降，清者浮轻而善动，浊者沉降而善静，动者为阳，静者为阴，阴阳变化而产生万物。如其在《素灵微蕴》卷一《胎化解》中说：“天地之理，动极则静，静极则动，静则阴生，动则阳化，阴生则降，阳化则升，降则为水，升则为火。”这种阴阳升降，水火成形，是气运行变化的结果，而且这种变化具有普遍性和恒动性，大则万事万物，小则人体各部，都存在相互制约的关系，阴中有向阳转化的因素，阳中又有向阴转化的因素，这种既相反又相成的内在因素，是事物发生变化的条件。如黄元御在《四圣心源》卷一《天人解》中说：“五行之理有生有克……其相生相克，皆以气而不以质也，成质则不能生克矣。”这种气化生克生成万物的观点，贯穿于黄元御的所有著作之中，是其主要的学术思想。

同时，黄元御指出，“四维之病，悉因于中气。中气者，和济水火之机，升降金木之轴……人之衰老病死，莫不出于此”。四维，即除脾外的四脏，“四维之病，悉因于中气”。疾病上，气（肺）病、血（肝）病、精（肾）病、神（心）病皆从中气升降立论，创立了独特的黄氏升降理论。因此，他强调“医家之要，首在中气”，强调“泄水补火，扶阳抑阴，使中气轮转，清浊复位，却病延年，莫妙于此”（《四圣心源·卷四·劳伤解》）。

黄元御认为，五脏之中肝、脾最为重要。强调脾属土居中，为气机升降之枢轴；肝秉春生少阳之气，疏泄条达，具蓬勃生机。肝脾功能正常，则清升浊降、生机旺盛，疾病无处可存。因此，治疗中注意随其本性，以调为补。临证多用苦温之味运脾燥湿，甘温之味升举清气，辛温之味助肝之气疏泄条达，以升清降浊、调理枢机。

“肝脾俱陷”“胆胃逆行”为常见病机，黄元御指出“大抵杂症百出，非缘肺胃之逆，则因肝脾之陷”。而“寒湿偏旺”则是“脾陷胃逆之根”。他的“肝脾为病，易于郁陷；胆胃为病，易于逆行”的认识，十分符合临床实际，对于立法用药有一定的指导意义。

黄元御重阳气，认为阳贵阴贱，主张阳主阴从。“阳盛而病者，千百之一；阴盛而病者，尽人皆是”，充分强调正气，即人体自身免疫力、抵抗力。黄元御甚至认为阴虚证的产生也源于中气之虚衰。他说：“胃以阳体而含阴魄，旺则气化而阴生。”同时，黄元御认为阳虚证的关键是脾土虚：“脾以阴体而抱阳魂，旺则阴生而阳化”，如“脾土不升，木火失生长之政，一阳沦陷，肾气渐亡，则下寒而病阳虚”。

（3）治中为主　健脾利湿　各具特色

在用方药方面，李东垣和黄元御都重在补益脾胃，喜用黄芪、甘草等药。李东垣善用升阳气、破积滞之法调脾胃，黄元御常用燥湿健脾之法理脾气。

李东垣重视脾胃生发之气，辛甘补益升阳，甘寒泻火，喜用升麻、柴胡等药升阳气，少佐寒凉药泻虚火。

从《脾胃论》首卷中我们可以看出，李东垣很擅长治疗脾胃方面的病变。其云：“予平昔调理脾胃虚弱，于此五药中（指平胃散、黄芪建中汤、四物汤、四君子汤、五苓散五方）加减，如五脏证中互显一二证，各对证加药无不验。”

李东垣在治法上，以补气助阳，健脾利湿，兼泻阴火为脾胃病治疗大法。组方用药以“四时阴阳之象”为主。李东垣之师——金元著名医家张元素，从阴阳四时之象来阐发中药药理，提出“药类法象”之说。作为弟子的李东垣发挥其师之学术思想组方用药，依据“药类法象”之理创制的补中益气汤，以“湿化成”（把对应“至阴之类，通于土气”的长夏，概括为“湿化成”即湿土同类，中央黄土是万物之本源，具有化气成物之功）一类的人参、黄芪、白术、当归、陈皮、甘草补中益气；又从“风升生”（把对应“阴中之少阳”的春，概括为“风升生”即春季有风之象、万物生长之象、上升之象）一类的药物中取升麻、柴胡升发少阳春升之气，所以脾胃不足“须以升麻、柴胡苦平，味之薄者，阴中之阳，引脾胃中清气行于阳道及诸经，生发阴阳之气，以滋春之升也；又引黄芪、人参、甘草甘温之气味上行，充实腠理，使阳气得卫外而为固也”（《脾胃论·卷中》）。由此构成的补中益气汤，具有明显的升发脾胃元气之功。以同样之理，李东垣对元气虚损，阴火僭越的内伤热中证，仍以此方“补其中而升其阳”，以人参、黄芪、甘草甘温培土，资元气之化生，以升麻、柴胡升提中气，以引元气之升，元气得升而阴火自降，即所谓“甘温除热”。又如，升阳散火汤的“益中气发火郁”，调中益气汤的“从阴引阳”等。其组方善用升麻，用法甚广，如升阳散火，升阳除湿，升清降浊，升阳解暑。

黄元御重视脾胃气机，喜用健脾燥湿药，如半夏、茯苓一类。不喜风药、寒药，认为损耗正气，庸医多用之。尤对李东垣使用柴胡、升麻不认同，以为柴胡、升麻上行，足三阳经下行，与气机运行不符。

在病机上，黄元御认为“百病之源，源于阳衰土湿”，强调阳衰、水寒、土湿、木郁因素，强调泄水补火、扶阳抑阴为治疗大法。所以他在《四圣心源·劳伤解》中指出：“黄芽汤，人参三钱，炙甘草二钱，茯苓二钱，干姜二钱，煎大半杯温服。中气之治，崇阳补火则宜参、姜，培土泄水则宜苓、甘。”此方是一首崇阳补火，培土泄水的代表方剂。

黄元御治病，用药简洁，配伍精当。于内伤杂病方面，从阳衰土湿、水寒木郁立论，而其基点无不系于中气之不调，升降之倒置。立方遣药，注重健脾和胃、疏肝平胆、理气降逆、扶阳抑阴，善用茯苓、甘草、白芍、丹皮、桂枝、橘皮、杏仁、半夏、人参、干姜、附子等。例如：补骨脂条论治遗精时载：“此宜燥土泄湿、升脾降胃、交金木而济水火。”何首乌条论治中风左半偏枯之病时载：“辅以燥土暖水之味，佐以疏木导经之品，绝有奇功，而不至助湿败脾，远胜地黄、龟胶之类。”

伤寒、温病、疫病、痘疹较之内伤，邪异而途殊。黄元御亦宗“四圣”之旨，参以己验，以六经辨治。其辨治伤寒，宗张仲景之旨，造诣颇深，于《伤寒悬解》《伤寒说意》之中，屡处可见。其辨治温病、温疫、疹病亦甚为精湛，治疗注重透表清气、凉营泻热，善用浮萍、石膏、知母、元参、麦冬、黄芩、丹皮、生地黄等药，可见黄元御并非一味扶阳抑阴。

（4）重视天人合一　分别整体观

①李东垣的四季观

其一，组方本于四时阴阳升降之理。

李东垣认为，天人相通相应，五脏外应四季，提出“脏气法时”，认为自然界有春夏秋冬，人体内也有春夏秋冬，这就是脏气法时。人体的病变就是体内不能正常有序地升浮降沉所致，升降浮沉是自然界事物的基本运动形式。四时中皆有土气，土在升降浮沉和万物生长收藏中起到重要的作用。推及到人身，脾胃属土，在脏腑精气的升降运动中有着重要作用。李杲以此创立脾胃升降学说，并指导组方用药。李东垣生前定稿并且写有自序的《内外伤辨惑论》分上、中、下三卷，上卷主要是辨外感和内伤。下卷较杂，由一组医论组成。而中卷显得很有法度，分“饮食劳倦论”“暑伤胃气论”“肺之脾胃虚方”和“肾之脾胃虚方”四部分，且出四张主方，分别是补中益气汤、清暑益气汤、升阳益胃汤、沉香温胃丸。这四首方剂体现了他的组方用药本于四时阴阳升降之理的“天人相应”观，实际上是通过调节气机的升降浮沉来治疗疾病的。

其二，施法效仿阴阳四时升降之理。

李东垣认为阴和阳、天和地、形和气的升降运动，是自然界万物发生的根源。春夏阳气升发向外，有助于郁邪通过发汗经表外出，达到祛邪病愈的目的。秋令主收气降，可借秋季人体沉降之气，帮助方药发挥下法祛病的目的。李东垣对此以“必本四时升降之理，汗下吐利之宜”论，阐发了施之汗、吐、下、利之法要依四时升降之理。认为春宜吐法，像万物之发生一样，使阳气之郁易达；夏宜汗，像万物之浮而使汗易外透；秋冬宜下，像万物之收成，推陈出新，而使阳气易收。可见，其治病施法时时注意“本于阴阳四时升降”之理，即所谓“顺时气而养天和也”。

李东垣认为，时令变化与五脏相应。肝旺于春，脾旺于长夏，肺旺于秋，肾旺于冬。五脏中某一脏有不足，若在该脏当旺之时令，补该脏或补与该脏相关的脏，则可收事半功倍之效。如肺虚，则应在秋令肺金当旺之时，补肺或补脾土以生肺金，即所谓“因时而补，易为力也”。

总之，李杲的补脾气、升元气、降阴火等“脾胃升降”之说，是沿着“象”的逻辑，顺四时五行的方向，以天地阴阳生长收藏之理对人体的生理功能、病变机制及施法组方用药等的推演，这种推演恰是“天人合一”哲学观的应用与体现。

②黄元御的阴阳五行升降气化理论

黄元御倡《内经》“善言天者，必有验于人”之古代“天人合一”的哲学思想，并将此思想贯穿于其全部医著之中。尤于《天人解》中最为突出，从阴阳变化、五行生克、脏腑生成、气血原本、精神化生、营气运行、卫气出入等诸方面阐释“天人一也”之学术观点，谓为医者“未识天道，焉知人理”。黄元御深谙“医易同源”之至理，认为“天道”者，是大自然之垂象及其规律；“人理”者，乃人之生理功能也。诚如清·顾复初《重刻黄氏遗书·序》所云：“昌邑黄坤载先生，学究天人，湛深《易》理，其精微之蕴，托医术以自观。”

阴阳之间，是为中气，中气为阴阳升降之枢轴。枢轴旋转，清阳半升于左则为木，木性升发，故其气温；清阳全升于上则为火，火性上炎，故其气热；浊阴半降于右则为金，金性收敛，故其气凉；浊阴全降于下则为水，水性蛰藏，故其气寒。水、火、金、木，名曰四象，四象即阴阳之升降，阴阳即中气之浮沉。此所言四象，实质同于李东垣所指的四季。

四象轮旋，一年而周。阳升于岁半之前，半升为春，春之气温，属木，全升为夏，夏之气热，属火；阴降于岁半之后，半降为秋，秋之气凉，属金，全降为冬，冬之气寒，属水。土无专位，寄旺于四季之月，各十八日，而其司令之时，则在六月火令之后，名曰长夏，其时湿盛，故土之气湿。土合四象，是谓五行。

水、火、金、木四象加上土就是五行。黄元御详细解释了五行升降理论。其曰：“润下者，水气之不浮也；炎上者，火气之不沉也；直则木升，曲者木气之不升也；从则金降，革者金气之不降也。”并将五行升降气化联系到五脏，说明了五脏的主要病变趋势：水本宜浮，水气不浮则肾精不能化气上腾而下流；火本宜沉，火气不降，则不能化浊气下行而上炎；木直则肝气升发条达，气机调畅，曲则肝气抑郁气机滞塞不畅；金从则肺气肃降，气归下元，金革则肺气逆上变生咳喘。

五行升降学说，还可以用以说明五脏之间的协调关系及五脏病变的相互影响。如肝左升，肾水随之而升；肺右降，心火随之而沉；肝升肺降，相互协调，相互制约，维持了气机升降的条畅，并维持了水火既济，心肾交通，上下阴阳的平衡。故黄元御谓："金木者，水火所由升降者也。"若肝气郁而不升（或升泄太过），则肺气逆而不降，以致升降之路郁塞，心火肾水难以交济，上下阴阳失去平衡，以致"离析分崩，逆为冰炭"，上热而下寒。故黄元御治阴虚上热主张滋阴敛肺，用地魄汤（甘草、半夏、麦冬、芍药、五味子、元参、牡蛎）；治阳虚下寒主张温阳达肝，用天魂汤（甘草、桂枝、茯苓、干姜、人参、附子）。

2. 黄元御与张景岳

张景岳与黄元御，均为有独特理论且影响较大的著名医家。由于二者均十分重视阴阳理论，故有人认为黄元御是受张景岳影响才偏于温补的。如《中医辞海》在黄元御词条下，有黄元御"尤受张介宾影响，治病偏主温补"之说。其后《中医词释》《中医文献学辞典》《中医大辞典》亦有此说，姑且不言认为黄元御偏于温补是否准确，比较黄、张二人的学术思想而言，就会发现有较大差异。而且由于黄元御偏重气机而相对轻视形质，对张景岳补益形质用熟地黄、白芍颇有成见，甚至在《素灵微蕴》中说："张景岳愚而妄作，又创为非风之论，是敢与岐黄仲景为敌也，又与气脱之证相提并论，尤属愚昧。"由此可见，黄元御并非私淑张景岳。

黄元御与张景岳，均为集易与医于一体之大成者，这种认知结构背景下所形成的医学思想，使他们在阴阳五行八卦等方面有许多类似之处，以下就此试做比较，希望对深入理解两位医家的学术思想特点有所帮助。

（1）阴阳始生

张景岳和黄元御在易学阴阳方面均造诣颇深，并且二人都基于各自对象数的理解形成医学思想。张景岳说："医不可以无易，易不可以无医，设能兼而有之，则易之变化出乎天，医之运用由乎我。"(《类经附翼·医易义》) 黄元御也说："善言天者，必有验于人，天人一也，未识天道，焉知人理。"(《四圣心源·天人解》) 对于阴阳万物的形成，二人各有见解：

①张景岳——强调太极　重真水真火（根于肾）

张景岳在《类经图翼》中，用一个太极图表达了他对阴阳的观点。该图源于周敦颐太极图：最外面的空白为太虚，中间的圆圈为地，最小的圆圈为天，天地太极各分两仪，天气左阴而右阳，地气左阳而右阴，天在地中，天气为核心，地气从属于天（天气制之，地气有所从也）。圆为象，动为气，象数为质量，气数为能量，一元分为象数和气数，合而为一圆，即形、气、数三位一体。"自无而有，生化肇焉，化生于一，是名太极"。

以人应天，张景岳独重命门，言："命门居两肾之中，即人身之太极，以生两仪，而水火具焉，消长系焉。"

②黄元御——首在中气　重气机升降（本于脾）

黄元御对阴阳学说的理解重在气化。所谓"太初阶段，清浊不分，一气混茫，阴阳既判，两仪始分，四象已兆，天地定位。天地之理，动静相召，动极则静，静极则动，静则阴生，动则阳化，阴生则降，阳化则生"(《四圣心源·卷一·天人解》)。

黄元御认为，"医家之要，首在中气"。认为中气为阴阳五行之本，而阴阳五行又是万物生化之源。中气升降论，秉承《内经》"升降出入，无器不有"的理论，视人为一"器"，以升降为机，出入为用。其言"中气升降，是生阴阳"。

黄元御以阴阳化生之理来对应脏腑，认为："人之初生，先结祖气，两仪不分，四象未兆，混沌莫名，是曰先天。祖气运动，左旋而化己土，右旋而化戊土，脾胃生焉。己土东升则化乙木，南升则化丁火；戊土西降则化辛金，北降则化癸水，于是四象定而五行备。”又曰：“人以气化而不以精化也。精如果中之仁，气为仁中之生意。仁得土气，生意萌发，生长为芽，芽生而仁腐，故精不能生。所以生人者，精中之气也。”

（2）阴阳转化

①张景岳——互根互用　阴阳不离　阳气为主　重视精气的动态平衡

张景岳云：“阴阳之理，原自互根，彼此相须，缺一不可。”又云：“阴阳二气，形莫大于天地，明莫著乎日月。虽天气为对待之体，而地在天中顺天之化；日月为对待之象，而月得日光，赖日以明，此阴阳之征兆，阴必以阳为主也。故阳长而阴消，阳退则阴盛，阳来则物生，阳去则物死。所以阴阳之进退，皆由乎阳气之盛衰耳。”（《类经·阴阳类二》）

以人应天，张景岳以精为阴，以气为阳，言“精之与气，本自互生”，又言“以精气分阴阳，则阴阳不可离”，称“天之大宝，只此一丸红日。人之大宝，只此一息真阳。凡阳气不充则生意不广，故阳惟畏其衰，阴惟畏其盛。非阴能自盛也，阳衰则阴盛矣。凡万物之生由乎阳，万物之死亦由乎阳。非阳能死万物，阳来则生，阳去则死矣”（《类经附翼·求正录·大宝论》）。

②黄元御——阴极阳生　阳极阴成　如环相抱　重视阴阳的主次生克

黄元御重阳气，认为阳贵阴贱，阳主阴从。其言：“阳盛而病者，千百之一；阴盛而病者，尽人皆是。”黄元御甚至认为，阴虚证的产生，也源于中气之虚衰。他说：“胃以阳体而含阴魄，旺则气化而阴生。”

黄元御又曰：“天地相旋，相生相成，在天成象，在地成形，天阳极于午，故午后一阴生；地阴尽于子，故子半一阳生。子午者，天地之南北也，水火也，日月也，坎离也，精神也，心肾也，婴儿姹女也。无独有偶，独阳不生，孤阴不长，天人一理也。”“阳如珠玉，阴如蚌璞，含珠如蚌。”“阴平阳秘，是以难老。”

（3）五行与八卦

①张景岳——重水火　精气互济　重坎离

张景岳认为土为五行之中，脾胃为人身之本，然水火为人身之根是气机变化的体现，五行中独重水火，八卦中最重坎离。其对六十四卦中的“剥”“观”“复”“临”，也有深入研究。

张景岳云：“然而变虽无穷，总不出乎阴阳。阴阳之用，总不离乎水火。所以天地之间，无往而非水火之用。欲以一言而蔽五行之理者，曰乾坤付正性于坎离，坎离为乾坤之用耳。”又言：“凡水火之功，缺一不可。命门之火谓之元气，命门之水谓之元精。五液充则形体赖而强壮，五气治则营卫赖以调和，此命门之水火，即十二脏之化源。”（《类经附翼·真阴论》）

张景岳强调阴阳一体，重视阴阳互根。因此其治疗精气阴阳亏损的病证时，十分重视阴阳相济的法则。其曰：“阳失阴而离者，不补阴何以收散亡之气；水失火而败者，不补火何以苏垂寂之阴，此又阴阳相济之妙用也。”（《景岳全书·新方八阵》）反之，若“使火中无水，其势必极，热极则亡阴，而万物焦枯矣。使水中无火，其寒必极，寒极则亡阳，而万物寂灭矣”（《景岳全书·阴阳篇》）。其对气血亏虚病证，也采用互生的治法。其曰：“血气本互根，原不可分为两，如参、芪、白术之类，虽云气分之药，若用以血药，则何尝不补血。归、芎、地黄之类，虽云血分之药，若用以气药，则何尝不补气。”（《景岳全书·总论治法》）张景岳对于伤寒和杂病也非常注意阴阳精气的化生，而且把“求汗于血”“生精于气”“引火归原”“纳气归肾”诸法运用于其中，体现出他阴阳精气互补的用药法则。

②黄元御——重中气　重气化　阴阳升降　独重坤

黄元御认为，“五行皆以气而不以质也，成质则不能生克矣”。提出“培养中气降肺胃以助金水之收藏，升肝脾以益木火之生长，则精密而神安矣”（《四圣心源·卷四·劳伤解》）。

黄元御指出，“中气在阴阳之交，水火之分，不燥不湿，不热不寒，脾升则阳气发生而化湿，胃降则阴气收敛而化燥。清阳化火乃为热，浊阴化水乃为寒。然则坎离之本是在戊己，戊己之源实为中气”（《素灵微蕴·卷四·噎膈解》）。

黄元御继推四维以全机变，言“四维之病，悉因于中气”。四维，即除脾外的四脏。疾病方面，气（肺）病、血（肝）病、精（肾）病、神（心）病，皆从中气升降立论，创立了独特的黄氏升降理论。

（4）临证特点

①张景岳——温阳气重形质　顾护元阳　滋益阴精　喜用人参熟地

张景岳云：“谓志意所出，无不从乎形质也。故凡以心之神，肺之气，脾胃之仓廪，肝胆之谋勇，两肾之技巧变化，亦总皆发见之神奇。使无其地，何以生此？”（《景岳全书·君火相火论》）正因如此，张景岳力驳“三焦有名无形论”，“谨察阴阳所在而调之，以平为期”，强调“凡水火之功，缺一不可”。

张景岳重元阳故偏温补，重性质，故擅滋腻。代表药物为人参、熟地黄。张景岳认为，形质好坏是人体精血盛衰的重要表现，因此治形时十分重视填补精血。他说：“凡欲治病，必以形体为主，欲治形者必以精血为先，此实医家之大门路也。”（《景岳全书·治形论》）因此，不论外感、内伤各种疾病，凡有虚证皆对补阴之法十分重视。他反复强调说：“夫病变非一，何独重阴，有弗达者必哂为谬。姑再陈之，以见其略：如寒邪中之，本为表证，而汗液之化，必由于阴也；中风之病，身多偏枯，而筋脉之败，必由乎阴也；虚劳之火，非壮水何以救其燎原；泻痢亡阴，非补肾何以固其门户；臌胀由乎水邪，主水者，须求水脏；关格本乎阴虚，欲强阴，舍阴不可。此数者乃疾病中最大纲领，明者觉之，可因斯而三反矣。”（《类经图翼·真阴论》）临床上张景岳补阴益精养血之品用得最多的是熟地，故后人又称其为“张熟地”。张景岳十分推崇熟地的作用，其曰：“形体之本在精血，熟地以至静之性，以至甘至厚之味，实精血形质中第一品纯厚之药……且其得升、柴则能发散，得桂、附则能回阳，得参、芪则入气分，得归、芍则入血分。”张景岳用熟地，范围很广。张景岳的方剂中常将人参与熟地配伍使用，其曰：“故凡诸经阳气虚者，非人参不可；诸经之阴血虚者，非熟地不可。人参有健运之功，熟地禀静顺之德。此熟地之与人参，一阴一阳，相为表里，一形一气，互主生成，性味中正，无逾于此，诚有不可假借而更代者矣。”（《景岳全书·熟地解》）在其创立的新方中，尤其在补剂中，人参与熟地同用者，有大补元煎、五福饮、七福饮、三阴煎、五阴煎、补阴益气煎、两仪膏、赞化血余丹等。二药同用，一者补阳气，一者助阴血，正寓阴阳一体、阴阳互根、气血互生的学术思想于其中。至于左归丸、左归饮、右归丸、右归饮，更能体现其阴阳精气互补的用药法则。此外，张景岳还常用当归、枸杞、山茱萸、山药等作为补益精血之品，鹿角胶、菟丝子、肉苁蓉、杜仲等性甘温之品，也常作为养阴治形的药物。

②黄元御——重中焦气化　升脾阳　喜用甘草茯苓桂枝

黄元御认为，人身立命，阳气为本；阳气旺盛，则化生阴精，以营养五脏六腑、四肢百骸、五官九窍；阳气旺盛，生机振奋，则神安而体健，百病不染；阳气损伤，群阴即起，则百病作也。

黄元御指出，脾以阴体而抱阳魂，旺则阴生而阳化。如“脾土不升，木火失生长之政，一阳沦陷，肾气渐亡，则下寒而病阳虚”（《四圣心源·卷四·劳伤解》）。黄元御认为，阳虚证的关键是脾土虚。

《长沙药解》卷二地黄条说：“人之衰也，火渐消而水渐长，燥日减而湿日增，阳不胜阴，自然之理。阳旺则壮，阴旺则病，阳纯则仙，阴纯则鬼。抑阴扶阳，不易之道。”基于此“崇阳卑阴”的思想，黄元御临证多从阳衰、水寒、土湿、木郁立论，从扶阳抑阴入手，处处顾护阳气。从而确立了扶阳抑阴、疏肝健脾、升举清气这一重要的治疗原则。进一步探求阳微火衰之因，黄元御认为必责之于脾。其曰：“木火之生长全赖脾土之升，脾土左升，木生于东而火长于南……脾土不升，木火无生长之政，一阳沦陷，肾气渐亡，则下寒而病阳虚。”（《四圣心源·卷四·劳伤解》）其在病机中提出的阳衰、水寒、土湿、木郁，其基点无不系于中气之升降，其补火扶阳主要指温中燥土，温阳补火，实以培土建中为不易之法。如白术，先述其性味，后谈功用、主治，言其“补中燥湿，止渴生津，最益脾精，大养胃气，一降浊阴而进饮食，善止呕吐；升清阳而消水谷，能医泄利”。又曰：“胃降则空虚而善容，是以食下而不呕；脾升则磨荡而善腐，是以谷消而不利。五行之性火燥而水湿，太阴脾土升自水分，从水而化湿；阳明胃土，降于火位，因从火位而化燥。太阴之湿济阳明之燥，阳明之燥济太阴之湿，燥湿调和，中气轮转，是以胃纳脾消，吐利不作。”（《长沙药解·卷一·白术》）至此则呕泄之机理悉明，对白术之所以治呕泄之证者，谓白术能“补土燥湿，土燥而升降如前，是以吐泄兼医”。

黄元御将甘草列于卷首，言其“备冲和之正味，秉淳厚之良资，入金木两家之界，归水火一气之间，培植中州，养育四旁，交媾精神之妙药，调济气血之灵丹”。称茯苓“利水燥土，泻饮消痰，善安悸动，最豁郁满，除汗下之烦躁，止水饮燥渴，淋癃泄痢之神品，崩漏遗滞之妙药，气鼓与水胀皆灵，反胃共噎膈俱效。功标百病，效著千方”（《长沙药解·卷四·茯苓》）。

综上所述，黄元御、张景岳二人，同精易数，共参阴阳，但着眼点不同，对脏腑气机的理解各有侧重。一重命门真水真火，温阳气补形体；一重坤土中气变化，调气机推四维。虽同参医易，但张景岳推重坎离之变化，黄元御强调戊己之升沉。虽同看重阳气，张景岳护肾中水火，调和阴阳，益精养血，虽重阳气，但强调精气互生，养阴治形；黄元御斡旋中气，扶阳以抑阴，崇尚补火建中，温阳补土。

（六）思想启示

1. 黄元御学术思想的现实意义

深谙儒道之学，精通易经之理，构成了黄元御的知识背景，这也是传统中医普遍的认知结构，这种认知结构背景下所形成的医学思想使其成为儒医的典型代表。通过深入医家个体学术思想形成的背景研究，可以揭示中医学理论体系根植于传统哲学的特殊性，这对于继承和发扬中医基础理论有着重要的意义。只有全面客观的评价医家的学术思想，才能准确总结其学术成就取得的历史经验，理清中医理论发展的思想脉络及其理论体系，有效地指导临床实践，真正做到“发皇古义，融会新知”，为今后中医学的进一步发展提供借鉴。同时，也可以帮助我们合理设计规划现代中医的教育制度并解决其中存在的问题。

现在对黄元御的研究及关注，主要在其重视中气、重视阳气的医学思想上，对其评价仅是提到黄元御自命甚高，不乏偏执，并没有对其学术思想的局限或者是缺陷、错误进行客观的探究否定。例如，章次公谓若黄元御、陆九芝二人，“直以齿牙胜人，实为枵然无物者”，但对于黄元御学术思想是否正确，学术成就的优点和不足在什么地方，并没有具体评价。其实黄元御建立了一套完整而独特的中气理论，并针对以往的很多流弊，本着求真务实的学术精神和对患者生命健康负责的态度勇于批判，敢于表达自己的观点，这正是我们现在学术界所需要的。

中医学理论的发展，往往建立在对病因病机认识的突破上，历代有建树的医家莫不如此。在病机上，黄元御认为“百病之源，源于阳衰土湿”，故应泻水补火，扶阳以抑阴，崇尚补火建中，温阳补土。黄元御受《内经》影响，非常重视六气，以六气来阐释人体的生理和病变。在病因上着眼于疾病存在的条件。其对六气、六经和脏腑关系的病机理论有很大的发展，这些十分值得探索和挖掘。

“立中气、重阳气”的诊疗思想，符合中国人的体质特点。个性化的中医诊疗模式，具有巨大的优势。通过对医家思想的研究，可以提高临床实践水平，可以更好地揭示中医学作为生命医学的特质。同时，黄元御的医学理论，对当前心脑血管、恶性肿瘤等重大疾病的预防和治疗研究有很大的实用价值。

黄元御崇尚《内经》“善言天者，必有验于人”的观点，强调天人合一、天人相感，并将天人关系具体体现在阴阳五行以及运气学说上。

时至今日，研究黄元御学术思想的论文逐渐增多，其独特的学术魅力逐渐彰显。全面系统深入地研究其学术思想，准确、客观地加以阐述，揭示中医学作为生命医学的特质，建立中医学的信心是当务之急，也是本研究的意义所在。

黄元御出身于书香门第，为一代儒医代表。其学医经历，仁爱之心，对于解决今天社会所面临的信仰危机，重新诠释身心医学的内涵，具有极大的借鉴作用。黄元御之所以对寒凉、养阴等学派深恶痛绝，对朱丹溪、薛立斋、张景岳等诸家学说竭力批判，认为“泄火之论发于刘河间，补阴之法倡于朱丹溪，二悍作俑，群凶助虐，莫此为甚”，究其原委，是与其患目疾之后医者数以苦寒发散遣治，致令“脾阳大亏，数年之内屡病中虚”的切身体验分不开的。黄元御受清代考据学派的影响，尊古崇经，拒绝汲取后世医家的学术理论和诊疗经验，这种做法固然不足为训，但其严谨的治学态度、注重实际的研究方法、对气化升降理论深入而精辟的见解及其学术思想的合理内核，仍然是值得研究和借鉴的。黄元御的学术思想，能融贯岐黄之道、秦越人及张仲景之要旨，钩深致远。从阴阳五行运气阐述人体阳升阴降之理，不落前人窠臼，敢于创见，卓然自成一家，对中医学有较大贡献，不愧为医中之杰。我们应以正确的态度对待黄元御的学术观点，汲取其中的合理内核，深入钻研，不以人废言，同时将其独特理论发扬光大。目前，研究黄元御学术思想的论文逐渐增多，其学术思想独特的魅力逐渐彰显。全面系统深入地研究其学术思想，准确、客观地阐述其医学思想，揭示中医学作为生命医学的特质，是本研究的意义所在。

2. 黄元御学术研究的几点启示

（1）术理不可偏废

麻瑞亭是黄元御的第五代传人，但观其所著《医林五十年》一书，我们发现麻瑞亭和黄元御在用药上有较大不同，黄元御大部分方中必用姜、桂，其基本方是干姜、桂枝、茯苓、甘草，与其燥土疏木之意合。而麻瑞亭却很少用姜、桂，其燥土多用茯苓、泽泻，疏木多用白芍、丹皮。基本方为茯苓、泽泽、白芍、丹皮、杏仁、陈皮、半夏、杜仲。但麻瑞亭在理论上却与黄元御一脉相承。这种现象引起了我们的思考，实际上这是中医理与术的问题，二人理相同而术有异。“理”是指中医学的理论、原理，而“术”是指体现出作用性的技艺，即中医诊疗的具体操作技术、措施，它是中医理论、原则下具体实施、操作的内容。医理与医术的关系问题，实际上是理论与实践的关系问题。

黄元御医学思想中“理”与医学实践中“术”的问题，引起了我们对现在中医界“理、术”割裂现象的思考，试就此问题做些讨论。

①“理、术”割裂的两种现状

“理、术”割裂的两种现状一种表现为“理论越低等，医术越高明”的现象，主要集中在两类人身上，一是世代传承，一是师徒授受。有些受过学院教育的中医人员，在用纯中医治病方面往往赶不上那些“低理论”的中医人员。其实这种现象与中医医术口传心授，注重实用，轻视理论有很大关系。同时，正是由于中医（特别是纯中医）这种“重术轻理”的特点，使中医很多有特色的医术难以用文字的形式传递下来，很多行之有效的方法也因此而失传。另一种表现为脱离临床诊疗实际去理解和解释中医之“理”，乃至去验证中医之“科学内涵”，远离了中医的临床实际，违背了中医学术规律。

黄元御独特而系统的中医理论可以与金元四大家相媲美，允为中医之杰。其理论以阴阳五行、五运六气为基础，认为中气为阴阳五行之本，而阴阳五行又是万物生化之源，提到中气升降论，他说：“中气升降，是生阴阳。”气病、血病、精病、神病皆从中气升降立论，创立了独特的黄氏升降理论。重视中气升降，崇阳卑阴是黄氏理论的核心，纵观黄氏诠释经典，阐发心得乃至方药运用无不一以贯之。然而正是由于过分强调理论的完美使得实践缺乏说服力，甚至有人认为其理论太过虚玄。

学者谢观在《中国医学源流论》“清代学派”中，这样评价黄元御：

“明清间诸医，文辞优美者，当推黄坤载。坤载所著各书，虽不免偏激，且自许太过，然其中精辟之论亦多，非貌似中庸者所可及也。坤载所著书，曰《素问悬解》《灵枢悬解》《难经悬解》《伤寒悬解》《伤寒说意》《金匮悬解》《长沙药解》《四圣心源》《四圣悬枢》《玉楸药解》，凡十卷，理想多而经验少。书生爱其文词，凭此习医，往往未能恰当，盖医为实验技术，文词优者技术未必佳，技术优者无暇习文学，而今人每喜以文字评骘医生优劣，皆未谙事实之故也。”实际黄氏是疗效颇佳的临床家，否则也不会因为为乾隆皇帝治疾有功，御赐“妙悟岐黄”匾额，更不会作为御医随驾武林，我们可以通过《素灵微蕴》的16个医案了解其临床水平。中医是一门实践性极强的医学，其理论来自于临床，更要指导于实践，离开了临床实践的中医也不可能对其理论内涵加以提炼和升华，这样的理论就如同无本之木、无源之水一样没有生命力。当然理论的辞藻过分华丽一定会影响学习者对医学本质的理解和把握，因为中医“理”是包含在“术”之中的，“理”的价值是靠“术”来承载体现的。当我们阅读黄氏著作后会发现黄元御并不是有意编创虚玄理论，这些理论是黄元御之所思、所想、所行，是黄氏医学思想理与术的有机结合。

②中医研究应理术并行

中医之“理”与“术”并行的必要性：由于中医学着重于功能之间的关系以及机体与环境、社会之间的关系，导致理论内涵的准确性与外延的限定性不强，初学者对于其核心思想无法深入理解和较快掌握，而且理论的繁复和华丽辞藻也会影响学习者对医学本质的理解和把握。医学教育、医学研究需要加强中医临床实践和中医医案的学习，中医生命医学的特质要求医生有很好的悟性和感受能力，这是作为医生应具备的基本素质。认知和体验决定了中医的“理”和“术”是很难分开的，也就是说，中医的“理”是蕴含在“术”之中的，因此，必须理术并行。临床实践是理清中医“术”与“理”的必经之路，只有经过大量的临床积累才能对中医的理、法、方、药有深切的感受，这是书本知识学习无法达到的效果。尤其对于理论中的争议问题，没有临床实践就没有发言权。黄元御就是一个例子，纵观其著作，有经典的诠释，有个人见解的发挥，有伤寒、温病、妇科理论，有方药运用心得。要掌握医理，没有医术是不行的，而中医的“术”更需要在临床实践中掌握。同时也应该避免中医实践中为了“术”而追求“术”，正确的应该是操其“术”而晓其“理”、通其“道”，所谓“因术以明道，而至于道”“得乎道”。黄氏理与术的有机结合成就了黄氏独特而完整的理论体系，也造就了黄元御这位被称为“一代医宗”的医中之杰。

建立中医“理”与“术”的框架与体系：目前有必要从概念和语言体系角度对中医的理和术进行理清，而对于中医研究者则有必要深入临床实践和加强对中医医案的学习，加深对中医理和术的把握，从深层次理解和掌握中医核心思想，以便于完善中医理论的解构和重构工作，而文字学的基础是正确梳理基本概念的前提。因为家学渊源的关系，训诂考据是黄元御小学的强项，使得黄氏对经典的理解和把握得心应手，这在黄元御各种经典悬解著作中随处可见。

中医“理”与“术”的紧密关系，使我们必须对中医的“理”与“术”进行系统整理与诠释，将中医之“理”从“术”中阐发出来，并将之有机的联系起来，构建起具有指导意义和可操作性的中医之“理”与“术”的框架与体系。

（2）矫枉不可过正

黄元御在自己书中，对众多医家饱加谩骂，自张仲景以后的有名医家几乎无一幸免。竟说“上自东汉以来，下自昭代（对本朝之颂称）以还，著作如林，竟无一线微通者”“泻火之论发于刘河间，补阴之说倡于朱丹溪。二悍作俑，群凶助虐，莫此为甚。”连纪昀也在《四库全书总目提要》里说黄氏：“谓钱乙为悖谬，以李杲为昏蒙，以刘完素、朱震亨为罪孽深重，擢发难数，可谓善骂矣”，黄元御曾病目，所以有人戏说以其肝气不和可知矣，肝气不和，邪火旺盛，则其怒乃不可遏。而黄氏对眼科医生心存芥蒂却是事实，“医书自唐以后无通者，而尤不通者，则为眼科。庸妄之徒，造孽误人，毒流千古，甚可痛恨！谨为洗发原委，略立数法，以概大意，酌其脏腑燥湿寒热而用之，乃可奏效。若内伤不精，但以眼科名家，此千古必无之事也。”《四圣心源·目珠突出》事实上正是由于庸医误治致使其左目失明，“脾阳大亏，数年之内，屡病中虚”的痛苦体验，真切的痛心疾首，因而形成其于内伤杂病力倡健脾调中、理气疏肝、扶阳抑阴的学术观点。黄氏之所以对寒凉、养阴等学派如此深恶痛绝，究其原委是与其患目疾之切身体验分不开的。出于以匡正时弊为己任，使医学返璞归真，普救含灵之苦的惠心，乃反复辩难，力辟贵阴贱阳之论。因其某些言辞偏激，加之个别立论偏而不周，故而多所招致非议与贬伐。黄氏甲寅损目后，于功名心灰意冷，召为御医后，“久宦京华”，饱览官场之炎凉，更因其清高不驯之性格，自然地形成蔑视达官显宦、特立独行，及唯著述立言、流芳后世而为乐的人生观。因之借古讽今、不满现实之言辞，屡见于其著述之中。自知此必见逆权贵，且匡正庸医偏颇之言，亦不顺庸俗之耳，因而谆谆告曰将其著述藏诸空山，以待后之达人。正如黄氏所预料，官修之《四库全书》，仅将其著述存目，且谓其“师心太过，求名太急”。由于《四库全书》的权威性，后之学者对黄氏及其著述多持诋毁态度。

研究、述评前人的学术思想，罗列其观点固然是必要的，然而更为重要的是着眼于前人治学的思路和方法。黄元御有时偏激的观点与其性格和思维方法有关，因而有必要从这方面总结一下其治学的得失，主要有两点：

一是厚古薄今。厚古薄今可以，厚古非今就有些偏激了。因为后人就是在继承前人精华的基础上发展学术的。黄氏的传经理论、气化学说、经腑学说等，都是厚古的结果。但另一方面，若是因厚古而非今，这就犯了主观主义的错误，于学术上则容易泥古而不化，崇古不求新。黄元御迷信风伤卫、寒伤营，大批后世庸工，一味贱阴，否认滋阴之治等，均属于此类。

黄元御书中反复强调治病须熟悉病机，重视中气的升降、脾阳的盛衰，抓住疾病之根本方能取效的论点，为后人临床提供了宝贵的经验。但是他崇阳卑阴的观点，治病偏主温补，反对宋金以后新的医学观点。如对朱丹溪贵阴贱阳观点的批判等，均有其片面性。黄氏是厚古薄今的复古派代表人物之一，他的复古思想和学术上的片面性，也妨害了后人对其学说及临床宝贵经验总结的深入研究，这是非常令人遗憾的。直至同治末年，尚有“先生嫉近代诸医家离经叛道，多逞私说，反复辩难，辟其乖谬。缘是为世诟病，故其书屏而不传”的记载。以上诸因，直接累及黄氏医术之传习，实为憾事。金无足赤，人无完人，尽管黄氏有其短处，辟如对贵阴贱阳之论的斥责有所偏倚，然“古人之短处，正是其长处”，所以来者自应以继承并发扬其长处为己任，而无需苛求其短处。纵观黄氏一生，才思横溢，抱负高远，极力奋进，勤求古训，极深研几，锲而不舍，救济含灵，建树至丰，而成为“一代医宗”。其治学精神，尤为可贵，堪资后学师法。实如其同代人历下申士秀所言：“乃有都昌上士，莱国鸿生，史服经衣，探八索九丘之奥，仁巢义杖，发三辰五岳之灵。本良相之心为良医，即活人之手而活国，技已精于三折，病不患夫四难。其医著私说必解颐，趣皆炙舌，《囊中》之玉律，《肘后》之金科也欤，真所谓发智灯于暗室，渡宝筏于迷津者也。”

二是矫枉过正。一种学术观点的形成，往往需要反复论证，突出强调，才能确立。但学术观点又往往是带有前提性和相对性，因此不可矫枉过正，走向偏激。黄氏的崇中气、重气化、贵阳气等学术观点，一方面强化了这些观点，完善了这些理论。另一方面，过分强化导致偏激，陷入片面性，无疑降低了这些理论的科学性，同时使黄氏的某些理论呈现出强烈的感情色彩。

从理论上而言，凡著书立言者，大多为补弊救偏之用，是有极强的针对性的。如张景岳为纠正朱丹溪“阴常不足论”而倡“大宝论”，祝味菊为纠时医惟“叶吴之学为上”而倡“重阳论”等，皆属此类。其针对的都是当时大多数医家已接受、使用的所谓正规方法，若语气冲和、言辞温婉则无以达振聋发聩之效果。同样，为了批驳对手，黄氏难免“顾不上言辞之烈、立论之偏”了。

黄元御有些观点由于时代的局限，以及个人阅历的局限，也有谬误之处。例如，《玉楸药解》中穿山甲条说：“病在上下左右，依其方位取甲。”明显是望形生义，再如认为“白果服食益人”，可以多服久服，而白果实为有毒之品，多食则有发热呕吐、烦躁、惊厥之弊。

黄元御由于其家庭背景、知识结构、性格特征等原因持论有时不免偏激，甚至是错误的。由于受清代考据学派的影响，黄氏特别执着于尊古崇经，但在阐述其学术思想的同时，黄氏对宋元以后历代名医竭力批判，并拒绝汲取后世医家的学术理论和诊疗经验，这种做法固然是错误的，但其严谨的治学态度，注重实际的研究方法，对经典理论深入而精辟的见解及其学术思想的合理内核，仍然是值得我们研究和借鉴的。同时，如何客观评价医家学术也是中医学术评价和学术批评所面临的问题。

黄元御

临证经验

一、脉法精辟

黄元御省病问疾首重脉诊，脉诊造诣极高，尤其对《伤寒论·辨脉法》之诠释可谓甚精。他在《伤寒悬解·脉法上》篇中指出，医生需“精熟仲景脉法，游心于虚静之宇，动指于冲漠之庭，以此测病，亦不啻鬼谋而神告已”。在《四圣悬枢·脉法解》中，对寸口脉法、寸口人迎脉法、三部九候脉法、脏腑脉象、四时脉体、真脏脉义等，均以《内经》、《难经》、张仲景脉法为本，分别做了精湛的论述。对浮、沉、迟、数、滑、涩、大、小、长、短、缓、紧、石、芤、促、结、弦、牢、濡、弱、散、浮、动、代24脉，以阴阳为纲，结合五行，精辟论述每种脉象的临床意义。以此阐发四圣之微旨，启迪后学。

（一）天人相感，脉法相应

天地之气，春生、夏长、秋收、冬藏。黄元御认为人与天地相应，所以人之脉象与四季相应，随四季气候之变化而变化。阳气主生长，故脉见升浮，所以春之脉升，夏之脉浮；阴气主收藏，故脉见沉降，所以秋之脉降，冬之脉沉。升降浮沉，随时令而变化，毫发不爽。故《素问·脉要精微论》云：“天地之变，阴阳相应……阴阳有时，与脉为期……春日浮，如鱼之游在波；夏日在肤，泛泛乎万物有余；秋日下肤，蛰虫将去；冬日在骨，蛰虫周密，君子居室。”仲景曰：“春弦、秋浮、冬沉、夏洪亦然。弦者，浮升之象；洪者，浮之极；浮者，金气方收，微有降意，而未遂沉；沉者，降之极。概而言之，春脉沉而微浮，夏脉全浮，秋脉浮而微沉，冬脉全沉。”

肺主气而朝百脉，故十二经之气皆受之于肺。饮食入胃，腐化消磨，手太阴散其精华，化生气血，游溢经络，现于气口，是为脉。气口，即手太阴肺经之动脉，在太渊之分。气血周流，内而灌溉五脏六腑，外而煦濡五官九窍，四肢百骸，皮肉毛发。所以五脏六腑之坚脆，五官九窍之通塞，四肢百骸之刚柔，皮肉毛发之荣枯，无不形之于脉。气为血帅，血随气行，故气口为脉之大会，十二经气血之盛衰，悉见于此，所以独取气口，可察五脏六腑。故《灵枢·经脉》云“经脉者，常不可见也，其虚实也，以气口知之”，所以气口独为五脏主也。《素问·脉要精微论》云：“微妙在脉，不可不察。”

气口，即寸口，分寸、关、尺三部。关前为寸，关后为尺，尺为阴而寸为阳，关为阴阳之中气。心与小肠候于左寸；肺与大肠候于右寸；肝与胆候于左关；脾与胃候于右关；肾与膀胱候于两尺；三焦、心包均属相火，随水下蛰，所以亦候于两尺。

黄元御引用《素问·阴阳应象大论》所云：“善诊者，察色按脉，先别阴阳。”认为五脏属阴在里，六腑属阳在表，属性不同，故脉象亦异。浮取而得之者为腑脉，多见数象；沉取而得之者为脏脉，多见迟象。所以然者，阳外而阴内也。张仲景曰：“浮为在表，沉为在里，数为在腑，迟为在脏。”即是此意。

平人之脉，是腑气内交，脏气外济，阴平阳秘，脉象调匀，不浮不沉。寸脉本浮，一交秋冬，则见沉意；尺脉本沉，一交春夏，则见浮机。腑病则其气不内交，故脉象但浮而不沉；脏病则其气不外济，故脉象但沉而不浮。

（二）胃气为本，常脉细濡

黄元御认为，五脏皆禀气于脾胃。五脏之气，不能自至于手太阴，必附之于胃气乃能至。有胃气之脉曰常脉，或曰平脉。常脉之象，不浮不沉，不大不小，来去从容，细长和缓，有神有根，呼吸定息，脉来五至。肝脉弦，脉来软弱轻虚以滑，端直以长；心脉洪，脉来浮大，来盛去衰；肺脉涩，脉来轻虚以浮，来急去散；肾脉沉，脉来沉细以搏；脾脉缓，脉来濡缓，不疾不徐，来去从容。如是者，均谓之常脉，得常脉者为平人。若邪气盛而精气衰，胃气败，四维失养，脉无胃气，则真脏脉独见，或弦，或钩，或毛，或石而坚。脉以胃气为本，故谓："有胃气则生，无胃气则死。"真脏脉见，病多危笃，难以救挽。所以然者，脾胃为后天之本，四维之母，母气亏败，子气必虚，故脉见真脏。

黄元御以细濡脉为常脉，来说明中气的重要性。细脉为肾之本脉，濡脉为脾之本脉，肾为先天，脾为后天，先后天之气旺，则脉见细濡。换言之，细濡脉为有胃气之脉，亦即常脉，所以平人之脉，均见细濡之象。脉见细濡，虽病也较易治，预后亦佳。若先天之气衰，则脉之细象不显，若先天之气绝，则脉之细象全无；若后天之气衰，则脉之濡象不显，若后天之气绝，则脉之濡象全无。脉不见细濡，即是无胃气之脉，真脏之脉，多属危候，或为不治之症。

（三）分候脏腑，升降脉验

五脏之脉，心肺均浮，肝肾均沉，脾胃居浮沉之间。所以然者，心肺属阳，心为阳中之阳，肺为阳中之阴，肝肾属阴，肝为阴中之阳，肾为阴中之阴。脾胃居中，处阴阳之间，阳浮而阴沉，故其脉居浮沉之间。黄元御以浮沉脉来把握阴阳的升降，认为人身之阳主潜降，阴主上承，故阳脉虽浮而内含降意，所以浮中带沉，阴脉虽沉而内含升机，所以沉中带浮。沉而微浮，所以阴不下走；浮而微沉，所以阳不上越。若寸脉但浮而不沉，为阳气上逆而不下交于阴；若尺脉但沉而不浮，为阴血下陷而不上交于阳。如此则水火分离，上热而下寒，诸症丛生。升降阴阳之权，全在中土，土气冲和，则脾土升运，肝肾随之温升而化清阳，胃土顺降，心肺随之清降而化浊阴。阴阳交济，所以寸脉浮中带沉，尺脉沉中带浮。

黄元御以寸、关、尺分候脏腑，来诊察五脏之气的升降。认为木生于水而长于土，土气冲和，则肝随脾升而胆随胃降，木荣而不郁。风为百病之长，肝为五脏之贼。内外感伤，多致土弱不能达木，致使木气郁遏，肝病下陷而胆病上逆。木邪横侵，克伐中土，致使脾之清阳不升，胃之浊阴不降，则两关脉大。肝脾郁而不升，则大脉见于左关；胆胃滞而不降，则大脉见于右关。戊土不降，碍甲木下行之路，胆木势必逆升，化生相火，上炎而刑肺金，肺金被刑，清气郁蒸而生上热，致使肺失清肃降敛之常，则右寸脉大。己土不升，碍肝木升发之路，生意抑遏，势必下陷，癸水虚寒而不温，则左尺脉大。肺金上逆而不降敛，致使君火失根而上炎，则左寸脉大。肝木下陷而行疏泄，致使相火泄露而不藏，则右尺脉大。大为有余之象，有余则病。《素问·脉要精微论》云："大则病进。"黄元御云："大则病进，正虚而邪旺也。"《素问·评热病论》云："邪之所凑，其气必虚。"病进则正气必虚，虚则脉当见不足之象，故于脉之有余之中，当见不足之意。若能知此，则脉理之精蕴，可得之也。概而言之，两寸关大者，为浊阴上逆而上热作；两尺关大者，为清阳下陷而下寒生。两关寸大者，为气滞不降；两关尺大者，为血癖不升。右关寸大而滞者，为肺胃气滞不降。右关寸大而弦短者，为甲木克伐戊土，胆胃气滞不降。左关尺大而涩者，为肝脾郁而不升。左关尺大而弦长者，为乙木克伐己土，肝脾郁陷不升。左关尺右关寸大者曰"格"，系脾陷而胃逆，上热下寒之诊。右关尺大左关寸大者曰"关"，系肺家虚弱，不能清肃降敛，因而心火无制而上炎；金弱不能制木，肝木旺而行其疏泄，致使三焦相火不秘而陷泄，胆木过旺，化生相火而上逆。仅见寸脉，而关、尺脉全无，为阳气外脱；仅见尺脉，而关、寸脉全无，为阴精下竭。上脱下竭，均为阴阳离决之诊。更参脉之稍大、略大、略显等微细差别，以察邪正之消长，病势之浅深。寸、关、尺之大小，以中取得之。

二、方药运用

黄元御认为，遵“四圣”是业医岐黄之道，再三告诫惟“四圣”为绳墨。如《玉楸药解》有言：“昔神农解药，黄帝传医，仲景先生继黄、农，圣作明述于是备焉。”所以，其遣方用药亦尊崇“四圣”，本于仲景、神农。

黄元御治方主要见于《四圣心源》，论药主要集中在《长沙药解》《玉楸药解》两书中。《玉楸药解》，先明性味功能，继述其药用之方证，后分析方药功能，从而阐明方药规律。药性、用法比较全面，纲目明晰，是《长沙药解》的主要特点。现就药解两书特点试做如下概述：

黄元御在阐明方药的同时，往往与相类之药对比，寓以辨证之意。如于人参条下，针对白术与人参均能止渴，但其病机证治不同，辨证曰：“白术止湿家之渴；人参止燥证之渴。白术渗湿，散浊气而还清，清气飘洒，真液自滴（即白术助脾散精）。人参润燥，蒸清气而为雾，雾气氤氲甘露自零（即和津益气，助其正津敷布）……加人参于白虎之内，化气生津止渴涤烦，清补之妙未可言喻。”（《长沙药解・卷一・人参》）又如，于大枣条下，大枣与人参同为补益之品，但二者功用有异，为教人明了其用，故对二药详加详述。其曰：“大枣……气味甘香，直走中宫而入脾胃……味浓而质厚则长于补血而短于补气，人参之补土补气以生血也；大枣之补土补血以化气也，是以偏入己土，补脾精而养肝血，凡伤肝脾之病，土虚木燥，风动血耗者，非此不可。”（《长沙药解・卷一・大枣》）从此看出，虽名“药解”，其所阐义甚深甚广，熟读之，则知其以药系方，以方言证，机理辨证亦概其中，实有理法方药相贯之妙。

综观《长沙药解》对诸药的论述，即知其“排比方药以求其性，贯串大义以达其用，探赜索隐，钩深致远”之意。如：甘草，先述其性味功用。曰：“味甘气平性缓，入足太阴脾、足阳明胃经……培植中州、养育四旁、交媾精神之妙药，调济气血之灵丹。”（《长沙药解·卷一·甘草》）后以药带方，阐明证治。继论其为主药代表方曰：“《伤寒》炙甘草汤治……伤寒脉结代，心动悸者。”并分析其处方用药之义，其他如甘草泻心汤、甘草粉蜜汤、甘草汤等亦然。此外，亦谈某方有此药之用，如四逆汤、四逆散、甘草干姜汤、甘草麻黄汤、调胃承气汤、白头翁加甘草阿胶汤等。凡所谈及，即引《伤寒论》《金匮要略》原文本义，加以阐释，以明其用。随后，又对甘草功用以“六经所化”理论加以探索，并归纳其功用曰：“甘草气色臭味中正和平，有土德焉，故走中宫而入脾胃……脾胃者，精神气血中之皇，凡调剂（济）气血交媾精神，非脾胃不能，非甘草不可也。”甘草功用重要，故首论之。然甘草之用有生熟之异，亦加说明曰：“熟用甘温培土而补虚，生用甘凉泄火而消满。凡咽喉肿痛及一切疮疡热肿并宜生甘草泄其郁火。”

《长沙药解》虽以张仲景药法为主，实是论药释证，探寻机理，以明其用。书中对诸药论述详略得当。对常用者论证分析详明，如桂枝、柴胡、半夏、黄芪、茯苓、麻黄、附子、大黄、芍药等，不仅对其性味归经、功用主治，及其在《伤寒论》《金匮要略》中的应用加以阐释，并且对方药配伍结合个人经验详加释义。对不常用之药，只以某方用此药、有何功用简明道出。如马通，除性味归经外，只曰：“柏叶汤用之治吐血不止，其诸主治，专止吐衄崩漏诸血。”仅此两语，概括其要而已。

（一）治本中阳，实践为先

重视中气升降、贵阳贱阴，以调理肝脾为主，是黄元御最基本的学术思想，贯穿于黄元御对人体生理与病变的认识以及临床辨证、遣方用药的各个环节之中。而贵阳贱阴，是黄元御最基本的学术思想之一。这种思想的形成也与其自身患目病的经历有关。黄元御从自身患病的亲身体验中对眼科用药有较多阐发。《玉楸药解》中，对温香之药，如砂仁、补骨脂等称为上品，多誉扬之，而对苦寒之品，如礞石、硼砂等称之为“非循良之性”，尽属贬责之句。同时还特别指出，不得用苦寒之品克伐阳气，甚至反对应用滋阴之药，如“龟板味咸，性寒。泄火败脾伤胃，久服胃冷肠滑，无有不死。朱丹溪以下庸工，作补阴之方，用龟板、地黄、知母、黄柏治内伤虚劳之证，灭阳根，脱泄生气。俗子狂夫，广以龟鹿诸药祸流千载可痛恨也”。他提出“木中温气，化火生神，人身之至宝，温气亏损，阳败血寒”，因此他主张扶阳抑阴，这和前面提到的重视中气升降，喜用健脾温中、燥湿祛寒、疏肝解郁等法联系起来，形成了自己独特的学术观点。虽不免有所偏执，却是亲身体会的心得之言，也有可取之处。

《玉楸药解》中涉及治疗目痛之药甚多，如金石部 36 味药中竟有 16 味药涉及于此。如炉甘石“最能收涩合疮、退翳除烂，但病根深重，不能点洗收效，必须服药饵，用拔本塞源之法”。说明应标本兼顾，内外并治。另外，指出贵重药物未必有效，如珊瑚“磨翳消障，功载本草，而取效甚难，至谓化血止衄尤妄”，又言：“磨翳退障，存此一说，然未能奏效。”这些说法应该都是实践后的体会。

黄元御认为，人身之贵，莫过阳气，阳复则生，阳旺则康。反之，阳气衰败，则水寒土湿，肝郁脾陷，枢轴不转，清浊不得升降，而导致各种疾病，甚至泯灭生机令人损寿。如肉桂条载：“血中之温化火，为热之源也。温气充足，则阳旺而人康。温气衰弱，则阴盛而人病。阳复则生，阴胜则死。”“阳神司令，阴邪无权，却病延年之道不外乎此。”黄元御把遗精崩带、癥结痹痛、失血吐衄等许多不同系统不同疾病的病因，都归结为水寒土湿、肝郁脾陷，从而确立了扶阳抑阴、疏肝健脾、升举清气这一重要的治疗原则。如益智仁条载：“男子遗精淋浊，女子带下崩漏，皆水寒土湿、肝脾郁陷之故。”肉桂条载：“凡经络堙瘀、脏腑癥结、关节闭塞、心腹疼痛等证，无非温气微弱、血分寒凝之故。”地榆条载：“大凡失血证，内寒者多而热者少。”犀角条载：“凡劳伤吐衄之证，虽有上热，而其中、下两焦则是寒湿，当与温中燥土之药并用。”甚至认为“桂枝能温散发舒，性与肝合，得之脏气条达，经血流畅，是以善达脾郁……土治于中则枢轴旋转而木荣和，是以既能降逆，亦能升陷，善安惊悸，又止奔豚，至于调经开闭，疏木止痛，通关逐痹，活血舒筋，噎塞痞痛之类，遗浊淋沥之伦，泄秽吞酸便血之属，胎坠脱肛崩中带下之条，皆其所优为之能事也。大抵杂症百出，非缘肺胃之逆，则因肝脾之陷，桂枝既宜于逆，又宜于陷，左之右之无不宜之。良工莫悉，殊效难详，凡润肺养血之药，一得桂枝化阴滞而为阳和，滋培生气，畅达荣华，非群药所能及也”。凡润肺养血之药得到桂枝能化阴滞而为阳和，足见用药别有心得。

在黄元御的临床用药当中，以桂枝、干姜、附子、白术、白芍等药为常用之品。《素问·生气通天论》云：“阳气者若天与日，失其所则折寿而不彰。”阳气足则阴邪散，故去湿勿忘补脾，脾旺能胜湿。其以人身立命，阳气为本，阳气在则人体有抗御外邪之能。阳气旺盛则化生阴精，以营养五脏六腑、四肢百骸、五官九窍。阳气旺盛，生机振奋则神安而体健，百病不染。阳气损伤，群阴即起则百病作也。地黄条说：“人之衰也，火渐消而水渐长，燥日减而湿日增，阳不胜阴，自然之理。阳旺则壮，阴旺则病……阳纯则仙，阴纯则鬼。抑阴扶阳，不易之道。”附子条又说：“火不胜水，自然之理。所恃者，壮盛之时生土以制之。至其渐衰，母虚子弱，火土俱亏，土无制水之权，而火处必败之势。寒水上凌，遂得天火而侮土。

火复而土苏则生，火灭而土崩则死。人之死也，死于火土两败而水胜也。是以附子、真武、四逆诸方，悉火土双补以胜寒水。”基于这种“崇阳卑阴”的思想，黄元御临证多从阳衰、水寒、土湿、木郁立论，从扶阳抑阴入手，处处顾护阳气。如谓茯苓四逆汤证是“以汗下亡阳，土败水发，阳气拔根，扰乱无归，故生烦躁。人参、甘草、干姜、附子温补火土，茯苓泻其水邪也”（茯苓条）；谓干姜附子汤证“以火土俱败，寒水下旺，微阳拔根，不得安宁。干姜温中以回脾胃之阳，附子暖下以复肝肾之阳也”（干姜条）；谓薏苡附子散证“以水土湿寒，浊阴上逆，清气郁阻，胸膈闭塞，证有缓急不同，而总属湿寒。薏苡仁泻湿而降浊，附子驱寒而破壅”（薏苡条）。

临证用药，必须辨证求因，抓住病之根本，才能取得良好的效果。黄元御尤其强调这一点。如密蒙花条中指出：“治病不求其本，不解眼病根源，浪用一切清凉发散之药，百治不得一效。”黄元御十分反对头痛医头、脚痛医脚的盲目用药方法。他曾指出：“菊花清利头目，治头目疼痛眩晕之症，庸工凡治头目，无不用之，今古相承，不见其效，不知头目眩晕，由湿盛上逆，浊气充塞，相火失根，升浮旋转而成，愚妄以为头晕而用发散之药，此十试不灵之方也。”再如，大腹皮“专治皮肤肿胀亦甚，不宜虚家，胀满有根本，皮肤是肿胀之处所，非肿胀之根本也，庸工不知根本但于皮肤求之，非徒无益，而又害之”。因此，黄元御提出“但须精解病源，新制良方，用之得效”。

（二）扶阳抑阴，善调肝脾

黄元御在解释病因病机时，强调阳衰、水寒、土湿、木郁的因素。在治疗上强调泄水补火、扶阳抑阴为治疗大法。《四圣心源》卷四《劳伤解》首方“黄芽汤”，就是一首崇阳补火、培土泄水的代表方。“黄芽汤，人参三钱，炙甘草二钱，茯苓二钱，干姜二钱，煎大半杯温服。中气之治，崇阳补火则宜参、姜，培土泄水则宜苓、甘”。《四圣心源》一书中，载黄元御自拟方140首，其中107方用甘草，78方用茯苓，70方用桂枝，39方用干姜，以用温补之品较多，从而可以说明黄元御在治疗上，明确强调了泻水补火、扶阳抑阴，处处重视中气的治疗大法。《四圣心源·杂病解》所列举的51首方剂，有20首由桂枝、干姜、茯苓、甘草配伍而成。如鼓胀篇中的桂枝姜砂汤、苓桂浮萍汤、苓桂阿胶汤、苓桂半夏汤等。

黄元御认为，阳微火衰之因，必责之于脾。“木火之生长，全赖脾土之升，脾土左升，木生于东而火长于南……脾土不升，木火失生长之政，一阳沦陷，肾气渐亡，则下寒而病阳虚”（《四圣心源·卷四·劳伤解》）。他在病机中提出的阳衰、水寒、土湿、木郁，其基点无不系于中气之升降，其补火扶阳主要指温中燥土、温阳补火，实以培土建中为不易之法。如白术，先述其性味，后说明白术“善止呕吐，升清阳而消水谷，能医泄利”之理。其曰：“胃降则空虚而善容，是以食下而不呕，脾升则摩荡而善腐，是以谷消而不利，五行之性火燥而水湿，太阴脾土升自水分，从水而化湿，阳明胃土降于火位而化燥。太阴之湿济阳明之燥，阳明之燥济太阴之湿，燥湿调和，中气轮旋，是以胃纳脾消，吐利不作。”从生理角度阐明了脾胃功能，后又从脾胃功能失职之机理角度加以论证。其曰：“燥日消而湿日长，湿则中气凝郁，枢轴不运，升降反作，脾胃逆……水谷不消而为泄，胃逆……饮食不纳而为呕。”至此则呕泄机理悉明。其论功用主治曰：“补中燥湿，止渴生津，最益脾精，大养胃气，降浊阴而进饮食，善止呕吐；升清阳而消水谷，能医泄利。”继论其《伤寒论》《金匮要略》中桂枝附子去桂加白术汤、越婢加术汤、麻黄加术汤、理中丸（汤）、白术散诸方中的运用。论中不仅阐明原文中证治，为便于临床运用，复以理中汤方为例，对方之配伍加以详析，以明白术之用。最后结合自己临床体会，总结其配伍运用曰：“白术性颇壅滞，宜辅之以疏利之品，肺胃不开加生姜、半夏以驱浊，肝脾不达加砂仁、桂枝以宣郁，令其旋补而旋行，则美善而无弊矣。”

再从苍术来看，“苍术味甘微辛，入足太阴脾、足阳明胃经。燥土利水、泄饮、消痰、行瘀、开郁、去漏、化癖、除癥，理吞酸吐腐，辟山川瘴疠，起筋骨之痿软，回溲浊之混浊……苍术走而不守……其消食纳谷，止呕住泄，亦同白术。而泻水开郁，则苍术独长。盖木为青龙，因己土而变色，金为白虎，缘戊己而化形，白术入胃，其性静专，故长于守，苍术入脾，其性动荡故长于行，入胃则兼达辛金而降浊，入脾则并走乙木而达郁。苍术之除酸而去腐者，土燥而木荣也。”如张介宾所云：“阴阳者五行之气也，五行者阴阳之质也，气无质不充，质无气不行，行也者，所以行阴阳之气也。”（《类经图翼・运气上》）黄元御利用五行制化说明药之生长转化、出入变动，就是脾为中州，万物所归，归根于脾。其利用阴阳五行来解释药物有一定道理。虽然温中补脾，用之得当会立竿见影，但用之不当则祸不旋踵。要知“见肝之病，知肝传脾，当先实脾”。脾若不虚，“误攻则伤正，误补则助邪”，故当辨证施治。

黄元御认为，五脏之中肝脾关系最为重要。强调脾属土居中，为气机升降之枢轴，肝秉春生少阳之气，疏泄条达，具蓬勃生机。肝脾功能正常，则清升浊降、生机旺盛，疾病无处可存。因此，治疗中注意随其本性，临证多用苦温之味运脾燥湿，甘温之味升举清气，辛温之味助肝气之温，疏泄条达，以升清降浊、调理枢机。如缩砂仁条载：“清升浊降，全赖中气，中气非旺，则枢轴不转，脾陷胃逆。凡痞胀肿满、痰饮咳嗽、噎膈泄利、霍乱转筋、胎堕肛脱、谷宿水停、泄秽吞酸诸证，皆升降反常、清陷浊逆故也。”治疗上述诸证的一个重要法则，就是“温升其肝脾、清降其肺胃”。补骨脂条论治遗精时载：“此宜燥土泄湿、升脾降胃、交金木而济水火。”何首乌条论治中风左半偏枯之病时载：“辅以燥土暖水之味，佐以疏木导经之品，绝有奇功，而不至助湿败脾，远胜地黄、龟胶之类。”如胶饴条说："盖中气者，交济水火之枢、升降金木之轴。中气健旺，枢轴轮转，水木升而金火降，寒热易位，精神互根，自然邪去而正复，是强中御外之良规也。"又说："中气既衰，升降失职，于是水自润下而病寒，火自炎上而病热。戊土不降，逆于火位，遂化火而为热；己土不升，陷于水位，遂化水而为寒。则水火分离，戊土燥热，而己土湿寒，其常也。而戊土之燥热究不胜己土之寒湿……是以十人之病九患寒湿而不止也。"如干姜条说："干姜味辛性温，入足阳明胃、足太阴脾、足厥阴肝，手太阴肺经，温中散寒，燥湿行郁降浊，而温四肢，调阴阳而定呕吐，下冲逆而平咳嗽，提脱陷而止滑泄。"而"干姜温中散寒，运其轮毂，自能复升降之常，遂使金降木升，上下之热俱退"。而不至于助邪，其上下之邪胜者，稍助以清金润木之品，"若不知温中而徒清上下，则愈清愈热，非死不止"等。其谆谆教诲，应清上温下，勿忘温中。可知黄元御因受清火苦寒之害，因此力推干姜能调脾舒肝，暖血温经，并把女子痛经、陷漏失妊伤胎、不孕等皆缘肝脾阳虚，血海寒凝的病机列出，均用干姜治之。

黄元御认为，凡助阳补脾之品皆可却病延年，并大加赞扬，在其药物评价和养生调补的论述上随处可见。如特别将甘草列于卷首，谓其"备冲和之正味，秉淳厚之良资，入金木两家之界，归水火二气之间，培植中州，养育四旁，交媾精神之妙药，调济气血之灵丹"。特别是茯苓一味，其见解精辟，应用灵活。其曰："利水燥土，泻饮消痰。善安悸动，最豁郁满，除汗下之烦躁，止水饮之燥渴，淋癃泄痢之神品，崩漏遗滞之妙药，气鼓与水胀皆灵，反胃共噎膈俱效。功标百病，效着千方。"又谓其"泻水燥土，冲和淡荡，百病皆宜，至为良药。道家称其有延年之功，信非过也"。茯苓之所以有如此广泛的应用，究其缘由乃是黄元御以"肝脾俱陷，胆胃逆行"的理论来阐释杂病的病机。他认为："大抵杂症百出，非缘肺胃之逆，则是肝脾之陷。而寒湿偏旺，则是脾陷胃逆之根。"所以无论是太阴经痛满痞吐，少阴经之厥逆吐利，厥阴经之厥逆发热，还是杂病虚劳、奔豚、痰饮、水气、消渴、妇女妊娠及五官杂症，都可用茯苓与他药配伍治疗。培土泄湿利水，则用茯苓、甘草；培土泄湿、疏木达肝，则用茯苓、桂枝；祛湿散寒、温中燥湿，则用茯苓、干姜；行其瘀浊，则用茯苓、橘皮；脾郁不舒，则用茯苓、砂仁；达木疏风，则用茯苓、桂枝、杭芍；培土燥湿、温胃降逆，则用茯苓、生姜。凡此种种，可见其对茯苓研究之精细、体会之深刻、应用之灵活。从清至今，黄元御"肝脾为病，易于郁陷；胆胃为病，易于逆行"的病机观点，被后世医家广泛运用于临床，比较符合临床实践，具有一定的指导意义。

（三）结合因机，明辨异同

古人论述药物一般只列药物功效，而不做详细解释。黄元御对药物的认识，源于神农、张仲景，更通过医疗实践加以丰富。黄元御在《玉楸药解》中，根据实践体会，结合病因病机来进行研究，提出许多独到见解。如论缩砂仁的功效时指出："清升浊降，全赖中气，中气非旺则枢轴不转，脾陷胃逆。凡水胀肿满，痰饮咳嗽，噎膈泄利，霍乱转筋，胎坠肛脱，谷宿水停，泄秽吞酸，诸证皆升降反常清陷浊逆故也。泄之则益损其虚，补之则愈增其满，清之则滋其下寒，温之则生其上热。缘其中气堙郁，清浊易位，水木下陷，不受宣泄；火金上逆，不受温补也，惟以养中之味而加和中之品。调其滞气，使之回旋，枢轴运动，则升降复职，清浊得位，然后于补中扶土之内，温升其肝脾，清降其肺胃，无有忧矣。和中之品莫如砂仁，冲和条达，不伤正气，调理脾胃之上品也。"其论补骨脂能治阳痿遗精时说："阳衰土湿之家，中气湮郁，升降失位，火金失位，火金上逆，水木下陷，夜而阴旺湿增，心肾愈格，子半阳升之际，木气萌升，不能上达，湿气下郁，遂兴阳而梦泄，此宜燥土泄湿，升脾降胃，交金木而济水火。"而补骨脂正适其用。这样从病因病机上解释，则能深刻理解药物功效，便于辨证应用。黄元御治病喜用健脾燥湿，温中散寒，疏肝解郁之法，从一个侧面反映其重视中气升降的学术思想。黄元御精研《伤寒论》《金匮要略》数十载，“远考农经，旁概百氏”。《长沙药解》中内容因袭前人者略，确有己见者详，详略有致，独具特色。例如：谓桂枝“入肝家而行血分，走经络而达营邪，善解风邪，最调木气，升清阳脱陷，降浊阴冲逆，舒筋脉之急挛，利关节之壅阻，入肝胆而散遏抑，极止痛楚，通经络而开痹涩，甚去湿寒；能止奔豚，更安惊悸”。芍药“入肝家而清风，走胆腑而泻热，善调心中烦悸，最消腹里痛满，散胸胁之痞热，伸腿足之挛急。吐衄悉瘳，崩漏胥断。泄痢与淋带皆灵，痔漏共瘰疬并效”。黄元御对方药的诠释多有独到之处，为前人所未及。其论药性，高度概括，寥寥数语，即可概其大要。如论地鳖虫“善化瘀血，最补损伤”；枣仁“宁心胆而除烦，敛神魂而就寐”；葶苈“破滞气而定喘，泻停水而宁嗽”；芒硝“泻火而退燔热，利水而通淋沥”等等。

对于一些同类药物，或功效相似之药，通常很难区别其应用。黄元御善于运用对比方法，对作用相似的药物互相辨析，从而使医者可以准确地把握药物特性。如“南星功同半夏而猛烈过之”“松子仁与柏子仁相同，收涩不及而滋润过之”，而“红豆蔻调理脾胃，温燥寒湿，开通瘀塞，宣导瘀浊，亦与草豆蔻无异，而力量稍健，内瘀极重者宜之”。黄元御用分析对比之法，则能明确其异同。如苍术与白术，黄元御分析指出：“白术守而不走，苍术走而不守，故白术善补，苍术善行。其消食纳谷，止呕住泄亦同白术，而泄水开郁，苍术独长……白术入胃，其性静专，长于守；苍术入脾，其性动荡，故长于行。入胃则兼辛金而降浊，入脾则并走乙木而达郁。白术之止渴而生津者，土燥而金清也；苍术之除酸而去腐者，土燥而木荣也。白术偏入戊土，则纳粟之功多；苍术偏入己土，则消谷之力旺。己土健则清升而浊降，戊土健则浊降而清亦升。然自此而达彼者，兼及之力也；后彼而先此者，专效之力也。若是脾胃双医，则宜苍术、白术并用。”如此，则苍术、白术之区别运用自然明了。再如，“草豆蔻调和脾胃，温燥寒湿，运行郁浊，推宕陈宿，亦与砂仁相仿，而性气顽烈，内郁稍重者宜之”。黄元御抓住了药物的作用特点，强调医者可以根据效力之大小强弱，临证灵活选用。

（四）熟知药性，慎用毒药

药有个性之特长，方有合济之妙用。一药难治诸证，必须配伍得宜，才能发挥作用。黄元御在论述药物时，强调配伍之重要性。例如：何首乌“滋肝养血，则魂神畅茂，长生延年，理有必至，但宜加以扶阳之药，不可参以助阴之品”。益智仁“和中调气，燥湿温寒，遗精与淋浊俱治，吐血与崩漏兼医”，然“非泄水补火、培土养中之药，未能独奏奇功”。黄元御精研本草，熟知药性。其论药性，高度概括。例如：论芍药“其败土伐阳虽未如地黄之甚，然泻而不补，亦非虚家培养之剂也”；猪苓“渗利泻水较之茯苓更捷”；天冬“润泽寒凉，清金化水之力十倍麦冬，土燥水枯者甚为相宜”；天竺黄“泄热宁神，止惊除痰”；枸杞“补阴壮水，滋木清风”；楮实子“起痿助阳，利水消肿”等。同时，特别强调必须配伍得宜，才能相辅相成，组成良方，获得妙用。

另外，黄元御对药物功效禁忌的深刻认识，还反映在他慎用有毒药物，坚决反对服石求仙。黄元御认为，剧毒药物固然有一定的疗效，但毕竟对人体有很大的危害性，迫不得已方可用之，用时也要小量渐加，适可而止。故有“大毒治病，十去其六”之说。其曰：“轻粉辛冷毒烈，服之筋骨拘挛，齿牙脱落。庸工用其多治杨梅恶疮，多被其毒，不可入汤丸也，本草谓其治痰涎积滞，气臌水胀，良药自多，何为用其！”金石之药，古人常炼之服食，以求长生，隋唐之时，服石成风，人多被其毒。《玉楸药解》中深刻地批判了服石求仙之说，如金屑“本草谓其能止咳嗽吐血，惊悸癫痫，方士制炼服饵，以为长生不死，荒诞极矣，或谓生者有毒，熟者无毒，胡说之至，庸工每常用之。既至少服不致杀人者，而惊悸自有原本，镇重之物，何能得效！”论水银时，更明确指出其“大寒至毒”，言：“古人服方士烧炼水银，以为不死神丹，殒命夭年，不可胜数，帝王将士，多被其毒。古来服食求神仙，多为药所误，其由来远矣。”

（五）遵古炮制，巧用剂型

黄元御一扫清代对炮制日趋繁杂、华而不实的状况，而反璞归真，继承了古法炮制简单、实用的优点。如清代炮制半夏，有的用辅料达 14 种之多，时间长达 35 ～ 42 天之久。而其书中对与半夏性质相近的南星的炮制方法仅载“水浸二三日，去其白涎”。显然，这与张仲景制半夏仅曰“汤洗”是一脉相承的。其他，如木香“面煨实大肠，生磨消肿病”；牵牛子“去皮研末”；使君子空腹食仁，豨莶草、巴戟天宜用酒服或酒制，针砂“金石重坠，未宜轻服”等，都是颇有见地的。又如，黄芩“内行醋炒，外行酒炒”；百合“水渍一宿，白沫出，去其水，更以泉水煎汤用”；代赭石“煅红醋淬，研细绵裹入药煎”；禹余粮“煎汤生用，作丸散，煅红，醋淬，研细用”；生地“晒干，生用。仲景方中生用，是用鲜者取汁”；对虫类药均“炒枯存性，研细用”，以缓解副作用，增强疗效；葛根“作粉最佳，鲜者取汁用甚良”。即使同一药物采用不同的修治方法和药用部分，也会产生不同的疗效。如黄芪“生用微凉，清表敛汗宜之”；甘草“上行用头，下行用梢，熟用甘温培土而补虚，生用甘凉泻火而消满。凡咽喉疼痛及一切疮疡热肿，并宜生甘草泻其郁火，熟用则去皮蜜制”。

黄元御临证，选用剂型和给药途径灵活多变，因病因药而异。芳香理脾药多炒研冲服，而不用汤煮，以免减小药效。如白豆蔻“味辛气香……研细，汤冲”；红豆蔻“味辛气温……去壳，研用”；砂仁“味辛气香……去壳，炒，研，汤冲服，则气足”。对虽属味辛气香，但不宜研细冲服的药物，则采用变通方法，改用小蜜丸，既保留其辛香之气，又可避免不良刺激。如“肉蔻辛香，颇动恶心，服之欲呕，宜蜜小丸，烘干汤送”。

血肉有情之品多熬膏服，以收缓图滋补之效。如鹿茸“研碎，酒煮去渣，熬浓，重汤煮成膏最佳”；虎骨“熬膏佳”。另外，须大量服用的草药，为了提高疗效，服用方便，亦熬膏服，如夏枯草“鲜者熬膏佳”。

剂型、用法灵活多变。如瓠芦一味，除入汤剂外，还有六种用法：有食疗法，“鲜者作羹，甘滑清利”；有散剂，“亚腰者连子烧，研，饮送，每服一枚，水胀腹满十余日消”；有浸渍剂，“煮汁渍阴，能通小便”；有滴鼻剂，“煎汤滴鼻……疗鼻塞牙疼”；有吹耳剂，“吹耳脓”；有灸法，“灸下部悬痈，能吐能泻”。又如，蓖麻子“性善收引，敷足则下胎衣，涂顶则收子肠，贴鼻口㖞斜，熏咽喉肿痹，熬膏贴肤拔毒透脓，纸捻入鼻开癃通闭”。如上所述，灵活多样的给药途径，无疑会提高临床疗效。

黄元御特别提出，即使是同一药物的同一剂型，采用不同的服法，亦可改其寒温之性，用于不同的疾病。如西瓜“甘寒疏利，清金利水……脾胃寒湿，取汁热服”。西瓜疏利虽可祛湿，甘寒却不能祛寒，经“取汁热服”之后，疏利之性不变，甘寒却化为甘温，既可祛湿又可祛寒，疗“脾胃寒湿”可谓丝丝入扣。又如青梨“甘寒清利……下寒者取汁温服”，“温服”不是热服，温而不热，既可保留其甘寒之性，又防其“泻胃滑肠”。黄元御用药之精巧，由此可见一斑。

三、医论医案

黄元御对《内经》理论的阐发，融入了自己的证治心得。这种注重实际而不尚空谈的治学精神，在《素灵微蕴》的医案中得到了充分的体现。

《素灵微蕴》卷三、卷四所载的16种病解均为黄元御亲自诊治的临证效案，也是黄氏书著中留存下的全部医案。每一病案即是一种病解，而每一病案皆结合经旨参诸己意，逐一稽考病源演绎病机，不仅有助于后学理解经文内涵，而且还凭借实际病例的分析说明和论证了其学术观点。又如，在其据《灵枢·师传》"临病人问所便"之论而撰述的"问法解"中，主张一证之见，必有至理，"问法在于善解，解极其彻，则问致其详，不解者不能问也"。为此，他着重剖析了询问饮食口味的变化对掌握病情、分析病机的意义。指出："饮食者，脏腑所消受也……食而不饥者，能受不能消也；饥而不食者，能消不能受也；喜吞干燥者，水旺而土湿也；嗜啖滋润者，火盛而土燥也；食宿而不能化者，太阴之湿增也；饮停而不消者，阳明之燥减也；早食而困倦者，阳衰而湿旺也；晚食而胀满者，阴盛而燥虚也；水谷下咽而胸膈壅塞者，胃逆而不降也；饮食入胃而脐腹郁闷者，脾陷而不升也。"强调问病者之苦，必致诸详尽，明解其理，方有益于辨证用药。这些论述不但是其临证揣摩，细心体察，认真总结的经验之谈，也是黄元御重视气化升降及脾胃中气作用的学术思想的反映。黄元御医案环环相扣、细致入微，对证候分析的十分详尽，充分体现了他的医学思想。现试简释黄元御医案于下，以供参考。

1. 齁喘案（《素灵微蕴·卷三·齁喘解》）

赵彦威，患喘病，秋冬发作，打喷嚏流涕，咳喘，咽喉堵塞，呼吸不畅，腹胀呕吐，排便矢气后腹胀减轻。小时候曾经患鼻渊证。二十余岁，偶然受到惊吓，于是患此病，从此不敢吃晚饭。此后每于夜晚感受风寒，或白天遇阴雨，或晚饭吃得饱，其病即发，发作则持续二三日，或持续八九日。已患此病十二年。

此案患者，先天肺气不清，皮毛塞，逆冲鼻窍，故作喷嚏；肺气阻遏阴气，易患嗽喘；津液受阻，瘀滞乃成痰涕。此病的原因是中气虚，肺气上逆，病之源头在胃。胃气不降，肺无下行之路，所以逆行。肺胃不降的原因是中气虚，阴盛土湿，水谷不消，中焦壅满，导致腹胀。腹胀则脾气更陷而胃气更逆，一遇到风寒，就会闭其皮毛，肺气郁遏，内无下达之路，外无升泄之孔，迅速冲逆咽喉，因而作嗽喘。下午阳气衰微，阴气停滞，于是中气郁，以前的病证就会立刻发作，因此也不敢吃晚饭。吐泻去其陈宿，升降功能恢复，因此病情减轻。治法当调中焦以恢复中焦升降功能，燥脾土而升脾气，同时还要调肝。外感之初，内有饮食，外有风寒，治法当理中焦而兼发表邪。表解后，温燥水土，去除其寒湿的根源。盖表里皆病，所以内外都须治疗。此案用燥土疏木，温中降浊之剂，如茯苓、甘草、干姜、细辛、橘皮、半夏、桂枝、砂仁，共十余剂，病愈不再发作。

2. 吐血案（《素灵微蕴・卷三・吐血解》）

钱叔玉，初秋农事过劳，咳痰吐血，紫黑成块，一吐数碗，出血多时，吐之不及，则血从鼻道流出，肌肤麻木，头痛有寒热感，口渴干燥，饮食减少，出汗遗精，惊恐善忘，整夜不眠，胸腹感觉阻塞疼痛，气机上逆则作喘，早晚只能倚枕侧坐，身欹血遂上涌，食偏凉，吐血更甚，右脚热肿作痛，大便溏滑。

此案病证属中焦阳气衰败，水陷火飞。如果水木不能温升，就会导致下焦病遗精泄利。如果火金不能清降，则上焦病吐血。水陷火飞的原因是水火没有相济，根源在中焦。如果中气不运，就会水火分离，这是遗精吐血的原因。后世庸医误用清凉或敛涩的药物，则使中焦阳气郁滞，病情加重。劳动如果动其中气，脉络受伤则血溢。胃土上逆，则肺失敛降，就会胸膈壅遏，而生嗽喘。肺胃不降，则胆火不下行，金火燔蒸，就会发热汗出恶寒。中焦阳衰湿困，水谷不消，又加上食寒饮冷，就会更难腐化，中焦壅满，肺胃气机更逆乱，故嗽喘加重、出血更多。肺气阻塞瘀滞，则痰涎增多。如果肺胃不降，阳气升泄，蛰藏失调，因此夜不成寐。胆火虚浮，则惊恐善忘。脾胃凝滞，就会经络闭塞身体麻木。阳气不降，经脉瘀滞，则右足肿痛。郁而生热，逆冲头上，则头痛。疾病的根本在于中气不运。治法应补中而燥土，升陷而降逆，阳气恢复则湿邪去除。此案患者病失血一年余，已数十日卧不下。用燥土降逆，温中清上之品，茯苓、甘草、半夏、干姜、丹皮、桂枝、白芍，月余病愈。

3. 惊悸案（《素灵微蕴·卷三·惊悸解》）

陈梦固，作酸嗳气，头晕耳鸣，春季膈热，火升头痛，手麻惊悸，不寐善忘，左乳下跳动不止，每天午后则膝冷病作，至鸡鸣时膝温而轻，平旦膝暖而瘥。曾服燥土疏木之药，饱食甘寐，只是觉得胸有火块，游移上下左右，时时冲击微痛，心跳不止。初秋膝冷又发，项脊两肩作痛，面颧浮肿，时打喷嚏，四肢拘急，心跳至脐，遍身筋脉也跳动。后来出现睡醒口苦，舌根干燥。病发作时吃得少，饮食刚过，则胀闷不消，滞气后泄。略啖瓜果，便觉腹痛。食粥则吐稀痰，晚食后痰更多。

此案病证属土湿不运，阳气不藏；肝气振摇则善悸，胆气虚则善惊。胆木化气于相火，相火上炎，则作苦。火泄水寒，则膝冷。相火逆升，则膈热。甲木冲击，则胸痛。皮毛疏松，感受风寒，肺气不降，冲逆鼻窍，故作喷嚏，肺气逆行故作痛，壅瘀头面故作肿。阴阳之道路阻塞，除了木陷于左，金逆于右，还有中气虚。脾土不升，则木郁于左而清昼欲寐。胃土不降，则金郁于右而终夜不睡。卫气不得入于阴，故目不瞑。卫不入阴，故不能寐。治疗由于太阴之湿导致的胃土不降，在《灵枢·邪客》篇有半夏秫米之法，半夏降逆，秫米泄湿。胃气上逆，肺金不降，肾精不能下蛰，故善忘。湿旺脾郁，饮食不化，故过食则胀。肝气不达，故当脐而跳。中气不转，故上暖而下泄也。左乳下动衣是因为胃气上逆，宗气不能下行，脾阳衰而土湿，喝粥则气滞痰生。中气郁滞，四肢拘急麻木膝冷。治法惟宜燥土。土旺则上清下温，升左降右，以治四维。由于阳败土湿所导致的惊悸之证，后世庸工，误用归脾、补心诸方治疗。如梦周平日因强记善睡，服归脾、六味大损眠食，突然惊悸，通夜不寐，年逾六十，中气衰弱，还常服滋润药，使本已不足的阳气更少，以致越来越重。

《宋书》记载，谢晦用泻湿降逆培甲木的方法治疗檀道济惊动不眠，药后道济就寐便熟。世之医生，不掌握梦觉之关，神浮于上而散以远志，阳败于中而误用地、冬，火灭于下而泻以栀、柏，这些误治是因为医生不了解中气与睡眠的关系所致。

4. 悲恐案（《素灵微蕴·卷三·悲恐解》）

邵伯，病惊悸悲忧，二十年中，发病四次。初发四月而愈，后发，愈期渐长。初起因怀疑有人毒药害之数月不食寐，便数遗精，多欲好淫，膝冷心凉，欠伸太息，忧愁思虑，惊惧悲惋，常因有碎尸杀人的幻觉而恐惧，逢人求救。有时想自杀，没有刀绳就私服大黄，泻下求死。每次发作症状都一样。

此案病证属火败土湿，金水俱旺。肺气盛则梦风斩血，金旺则欲哭，是以悲涕流连也。《金匮》妇人脏躁，喜悲伤欲哭，是其肺金之燥也。治法以燥土为主，而温暖金水，长养木火，则脏气平均，情亦调和矣。《吕氏春秋》记载文挚用激怒的方法治疗齐王疾病。《东汉书》记载华佗以盛怒法治疗郡守病。邵伯病与此同，是由于木虚不能制土，土之湿盛则善思，金燥则善悲，水寒则善恐，水寒不能生木故不怒，木枯不能孕火故不喜。采用燥土培木，温金暖水之剂，日后小有不快，怒气勃然其病遂瘳。

5. 飧泄案（《素灵微蕴·卷三·飧泄解》）

崔季长，素病腿膝寒冷，日喜绕脐腰痛，胀满作泄，阳痿肩寒，服燥土疏木药愈。夏初童试，劳倦后病发，吐黑血数日，饮食不甘，胀满吐泄，腰中郁热，积块坟起，泄则气块宣鸣而下，小便红涩。日夕脐腹连左胁牵引而痛，往来寒热，吞酸嗳气，壅嗽吐痰，四肢酸凉，膝股如冰，时常蜷卧而睡。夜卧咽中作痛，冲气上奔，左侧冲气横塞，满腹剧痛，只能右侧卧床。

此案病证属水寒土滞金木。中气衰则滞，腹胀塞，便溺不分，则前淋后泄。脾陷，抑木不得升达，木气郁冲作胀痛。下走二肠，膀胱闭塞，大肠泄利。胀泄者，是太阴脾土湿盛的缘故。正常情况下，三焦之火，随太阳寒水下行，秘于癸水而不泄。如果火泄髓寒，则腿足不温，膝冷倍常，血涩筋急，夜卧寒增而气滞，故相引而痛。寒水不生乙木，筋脉失荣，故病阳痿。肝胆不调，土湿脾陷而胃逆作酸，脐腹作痛，病嗽咳。足阳明不化庚金之燥，则胃土上逆，湿气堙塞而化痰涎，土困于中，而四维皆病。治法采用燥土暖水，疏木达郁，清金降逆。水温土燥，则土气回旋，木升金降，痰化而嗽止，水利而便调矣。季长病泄半载，为庸医误药，已至危急。用温中燥土，暖水运木之方，腹中滞气散，数剂泄止。庸工根据腹胀泄为脾气之散，用五味、木瓜、山茱萸、芍药诸品，却使中气郁结，至于十全大补一方，也属误治一类。

6. 肠澼案（《素灵微蕴·卷三·肠澼解》）

田西山，乡试旅中饮冷露卧，因病下痢，日百余次，少腹痛坠，绕脐气块如石，数道上攻，左肋更甚，叫痛不已，胸膈若烧，肛门灼热，小便热涩。气街大筋两穴突起，跳动鼓指，阴缩囊绉，蜷卧膝冷，意识不清，胡言乱语，不食数日。

此病病证属中焦寒湿，上下俱热。饮食寒冷，伤其脾阳，脾生湿，抑肝木，肝气郁冲，故生痛胀。木性疏泄，既不能上达则下决二阴，粪溺不止。脾既下陷，胃亦上逆，则胸膈烦热。心神扰乱，是以谵语。如果医生认为痢证无寒，而有热在中焦，妄用硝、黄重泻胃气，则生鼓胀之病，重则死矣。因为新秋病痢，皆暑夏生冷之所伤。治法当泻土湿而疏木郁，用燥土温中、行瘀散滞、清胆达木之方，强而饮之。一服而瘥，遂不再服。月余，患者可扶杖而行，但易饥，食后不久即泄下，问何缘故？答曰：是因为脾土未调，土郁风旺，肠胃空洞，中气难复也。如此数月，后渐无恙也。

7. 脾胃案（《素灵微蕴·卷三·脾胃解》）

于子蘧平素饮食不多，时下饭量仅为原来的三分之一，稍多即伤食泄利，鱼肉绝不思食，食枣数枚即发热，食柿饼半枚即欲泄，陪客喝茶多，晚即不寐，不食晚饭已经十余年了。如果饮食节制，则终日不吐痰，若晚饮杯酒，或略服温燥，则痰唾黏联如丝。睡即流涎，大便硬结成粒，每晚将睡，必思登溷，小便短少，夜醒必溺。五更水谷消化，此时更觉溺多，晨起必渴，饮食亦甘。平时体质就是这样，曾服加减四君丸，黄芪、白术、茯苓、橘皮、甘草、当归，遇脾胃寒湿，便服一二次，甚觉有效。向来不敢饮酒及食诸燥热之物，六、八月因饮食不洁呕吐两次，自此饭后常觉气逆欲吐，上冲喉下，隐隐似痛，半日食消，方才气顺。这次服四君丸，却发热面赤，耳后如火，两眦酸痛，胸腹燥渴，于是啖黄梨而愈，从此每日啖梨乃安。往日一食便泄，今止大便润湿，不似从前结若羊矢。前时腰痛腿重，坐卧少久，不能遽起，偶服六味丸，即觉腹中寒滞，服八味三剂后，更觉燥热，耳后如火。服菟丝丸，效果不佳。

详观平日旧证，是脾气弱的缘故。饮食不节，滋土湿，滞中气，伤脾阳。年高之人，阳衰阴旺，应以药物抑阴扶阳。先生又录证来问：行香后宾客纷纭，饭毕腰痛，筋急如扯，旧病复发。又因为初五六日每晚饮酒数杯，湿热郁积，遂成此证。十六日大势已差。误服八味丸，腰弯不能立行，痛连脊背。乃服羌活、独活、白术、地黄、杜仲、甘草二剂，背痛少减，而不能行立如故，又服左归饮加白术、葳蕤，痛如前，且觉大便燥，腹内热，两膝酸热。乃服当归地黄饮加黄芩、栀子五分，晨起破腹两三次，身颇轻爽，腰微能直，左半身伤耗，今欲去黄芩、栀子，继服当归地黄饮。昨日已服一剂，大便尚未滋润，而脾甚觉其湿。思欲空腹服之何如？

先前腰痛康愈，又因饮酒动湿，脾土郁陷，肝气抑遏，而生痛楚。误服八味，助其土湿，木遏痛剧。误用张景岳之左归饮，则脾湿愈滋，木郁燥热。归、地、栀、芩，寒湿败脾，泄后郁热清利，微差是假象。应该等待湿去阳回，饮食消化，精华升布，津液降洒，大肠滋润，自然便调。

8. 火逆案（《素灵微蕴・卷三・火逆解》）

王文源，平日胸闷，常吐清痰。冬夜自觉心惊火发，从足心到腨内，一直冲心胸，致胸膈痞闷，咽喉闭塞。耳鸣头眩，气虚心馁，四肢无力，遍身汗流，烦躁饮冷，得食稍差。小便清数，大便重坠，身热手足独凉。将愈则冲气下行，渐而火降烦消，小便热黄乃瘳。五六日、半月一作，凡腹中壅滞，或吃的稍多则发。曾足心常热，近则溺孔亦热。曾用六味、八味无效，病已四年矣。这是由于土湿胃逆，相火上炎，是以烦热而燥渴也。不应该用六味壮水，退膈上之热；八味益火，除脐下之寒。因为下寒上热，缘于土败，地黄滋湿伐阳，溃败脾土，服之上热愈增，下寒更剧。此案用燥土降逆、暖水蛰火之法，十余剂，后不再发。

9. 消渴案（《素灵微蕴・卷四・消渴解》）

吴智渊，病消渴，胸膈燥热如焚，日饮凉水石余，溲下温热，将毕则寒，其色白浊，魄门矢气亦凉，天寒腿膝颇冷，善食善饥，数倍其常。这是由于湿土遏抑，风木疏泄。金不右降，火逆而生上热，肺金枯燥而善饮。木不左升，水陷而生下寒，肝木郁泄而善溲。《金匮》：男子消渴，饮水一斗，小便一斗者，肾气丸主之。附子补肾中阳根，召摄相火，相火蛰藏，则渴止而逆收。地黄、丹皮，清乙木而润风燥，泽泻、茯苓，渗己土而退湿淫，桂枝达肝脾之遏陷，薯蓣、茱萸，敛精溺之输泄。此案用肾气丸料煎汤冷饮，覆杯渴止，积年之苦遂除。

10. 气鼓案（《素灵微蕴·卷四·气鼓解》）

田龙章，初秋病痢，服药数剂，痢愈而腹胀，得食更甚，胁内气冲作痛。用温中散滞之方，胀消，心烦，易怒。因仇恚而发，数发之后，脐内肿胀，遂成气鼓，喘呼不卧，溲溺艰涩，味觉全无，食甘稍差。这是由于脾土湿陷，木郁不达，而病痢。肝脾郁迫，则为肿胀。脾气陷塞，则肺金逆上，为火生痰喘。肝木下陷，郁而生热，传于膀胱，故小便淋涩黄赤。治疗上应该燥土升陷，而达木气，不应一见小便热涩则以黄柏、知母清泻膀胱之热，而使脾衰湿增。龙章病，用燥土达木、行郁升陷之法，十余日痊瘳。

11. 噎膈案（《素灵微蕴·卷四·噎膈解》）

李玉林，因积忿病膈，喉紧胸痞，饮食艰阻，焦物稍下，则右胁胀痛，腹满气逆，环脐痛楚，酸水泛溢，日呕胶痰，得酒更多，便干，完谷不化。病将半年，日月增剧。医生教以多饮牛乳，有人欲以甘遂下其痰，迟疑未服。这是由于肝脾湿，肺胃壅阻。手太阴从湿土化气，燥衰湿旺，木郁金革，水谷在脾而消磨不速，精华入肺而洒陈不利，则气滞津凝，淫而化痰涎。肺胃上逆，浊气填塞，益以痰涎瘀阻，胶黏不下，这是噎膈发病的缘由。此案用燥土行郁、升陷降逆、温胃滑肠之法，十余日后，二便皆通，逆气悉下，饮啖如常。

12. 反胃案（《素灵微蕴·卷四·反胃解》）

林氏，怒后感觉胸膈热痛，吐血烦闷，痰多，头疼作呕，因成反胃，头面四肢浮肿，肌骨渐瘦，常下紫血。夏月心痛恒作，腹中三个包块，一在左胁，一在右胁，一在心下。痛时三块上冲，痞满嗳浊，心烦口渴，随饮随吐，手足厥冷如冰，交秋则愈。经来腹痛，遍身皮肉筋骨皆痛，有烘热感。初病因丧爱子痛哭，泪尽血流，后又遭父姑去世，哭则吐血。鱼肉瓜果，概不敢食，只能吃粥，粥下至胸即吐，有时也吐蛔，少腹结塞，喘息不通，小便红浊淋涩，粪若羊矢。半月以后，嗽喘惊悸不寐，合眼欲睡，醒梦汗流，往来寒热。凡心绪不快，及目眶青黑，则病发必剧。病已九年，饮食难进，服药汤丸俱吐。

此案属脾陷胃逆，出纳皆阻。中脘阳虚，脾胃湿寒，不能消水化谷。而肝脾郁结，肠窍塞闭，是以便溺不利。血藏于肝而敛于肺，血海寒陷而不升。经血寒瘀，阻碍风木舒发之气，则腹痛。林氏久病，几乎不能吃饭。用燥土暖水、温胃降逆、疏木行郁之法，川椒、附子、干姜、茯苓、甘草、桂枝、白芍、丹皮、半夏、苁蓉，半月愈。

13. 中风案（《素灵微蕴·卷四·中风解》）

马孝和，平时因为生计而忧劳，因怒中风，左手足卷屈，寒冷如冰，遍身骨痛，惟左半无觉。夜烦谵语不寐，能食但饮水呛，胸闷痰多，大便燥结，小便痛涩，肤色不佳，遇亲故慰问，泣下沾衣。这是由于水寒土湿，木郁风生，又逢怒动肝气。法当暖水燥土，而润风木，恢复平素骨健筋柔。中风证，时医只知有外邪，不知有内伤，全用辛温发散，是误治了；又或用硝、黄下药，是促其速死。气脱者，昏迷颠仆，朝病夕死，与中风偏枯痿废，犹延数年之命，久病方死，不可混淆。此案用暖水燥土、滋木清风之法，十余剂而愈。

14. 带下案（《素灵微蕴·卷四·带下解》）

李氏，夏患赤带病，内杂白沙如豆，并下紫血。食不甘味，入口作苦，咽干胸燥思饮，而内实不渴。大便泄利，小便淋浊，溺前作痛，溺后作痒。这是由于脾土湿陷，风木疏泄。抑遏乙木生发之气，郁怒生风，竭力疏泄，木能疏泄而水不蛰藏，其在男子，则病遗精；其在女子，则病带下。风木郁泄，则胸膈烦热，膀胱热涩。风力郁冲，则溲溺淋漓，梗阻难下，则成泄利。膀胱热癃，木气郁碍，是以作痛。木郁未达，是以发痒。此当温燥脾肾，疏木达郁，男子淋浊遗精，女子崩漏带下，病悉同源。李氏病，用燥土温中、疏肝清下、蛰火敛精之法，数日而愈。

15. 耳聋案（《素灵微蕴·卷四·耳聋解》）

张氏，少年时因半产，下血虚损。中年腹中郁满，头目昏晕，咽喉有物如草。后因媳女突然发病，惊悸火发，自肩上项，升腾耳后，右耳遂聋，数日左耳亦病滞塞，怒则更甚。头面麻痒，如蜂蚁纷挠，心烦生躁，则头上汗流，膈右烦热，胶痰瘀塞。食下胸闷吐酸，项脊筋疼，饥则心慌气短，酸水多，心神慌乱不寐，寐必手足麻软，醒后不能翻身，腿胫骨髓空虚，筋脉酸楚，膝踝浮肿，小便赤涩，病已半年。

此案由于土湿火升，清气下陷，浊气上逆。究其根源，总由阳衰而湿旺，脾湿不化水谷，故胸膈壅闷。肺气不得肃降而逆上，后侵太阳之部，故项脊筋疼。此案用燥土降逆、清金敛火、暖水升陷、疏木达郁之方，晨起净鼻，右耳响声如雷，豁然听见声音。接服十余剂，加椒、附温下而痊。

16. 目病案（《素灵微蕴·卷四·目病解》）

玉楸子，体健素无病。甲寅八月，时年三十，左目红涩，三日后白睛充血，周外肿起，渐裹黑珠，口干不欲饮。请一医诊治，高冠严色，夸夸其谈，以为大肠之火，用大黄、黄连下之，但不泄。又以重剂下之，微泄，但未治愈。又意外感受风寒，用滚茶一盆，覆衣熏蒸，汗流至踵，也不愈。有老妪善针，轻刺白珠，出黏浊血数十滴，红肿消退，病人颇觉清朗。前医言风火不尽，又让饮以风燥苦寒数十剂，渐有飞白拂上，视物像轻雾蒙笼的感觉。数年之内，脾阳大亏，屡病中虚，至今未复。

此案由于阳泄土败，木陷火亏。中气不运，升降迟滞，四维不转，水陷火逆，因此患目病。因为气统于外而根于中，对于人身而言，下则肾气，上则肺气，中则胃气，外则卫气。气盛于外，故悉统于卫，而卫气生于谷，故并根于中焦。中气亡泄，诸阳俱败而不升，因此目不明。后世庸工不解，以至用泻火法退昏翳，使阳气衰败，再服清润，则乖逆更甚。眼病全在经络，其赤肿疼痛，皆手太阴、足少阳二气之逆冲也，治法应清胆肺而降冲逆。至于中虚下寒，则全宜温燥。白珠红肿，当行其瘀血，浮翳初生，先破其滞气，自应随手病除。

黄元御

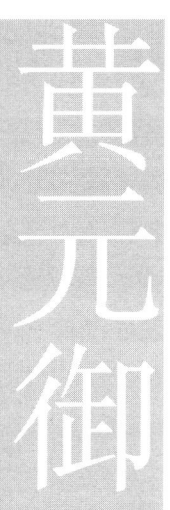

后世影响

一、历代评价

林屋山人抨击黄元御说：“至其《悬枢》自序，曰：相而不良其罪小，医而不良其罪大。相，顾可不良乎？医，顾大于相乎？又答尹公问，以门乏好奇之客为憾。夫好奇邪者，岂是正道？非独不可以谈医，即论事亦为失言……抑又怪近之信其人而用其言者，辄以三钱五钱之桂枝，死其亲属于七八月间之痢疾，四五月间之温病。既蒙其毒，犹诩诩然，自谓能读黄氏书，独得其贵阳贱阴之秘，为愕然者久之。”

民国学者谢观，在《中国医学源流论·清代学派》中，首先就记录了黄元御，对其评价为：“明清间诸医，文辞优美者，当推黄坤载。坤载所著各书，虽不免偏激，且自许太过，然其中精辟之论亦多，非貌似中庸者所可及也。坤载所著书，曰《素问悬解》《灵枢悬解》《难经悬解》《伤寒悬解》《伤寒说意》《金匮悬解》《长沙药解》《四圣心源》《四圣悬枢》《玉楸药解》，凡十卷，理想多而经验少。书生爱其文词，凭此习医，往往未能恰当，盖医为实验技术，文词优者技术未必佳，技术优者无暇习文学，而今人每喜以文字评骘医生优劣，皆未谙世事之故也。”

章次公谓：“清代医人中，有二奇人，曰四明高斗魁、玉田王清任；有二学人，曰吴县叶桂、吴江徐大椿；有二妄人，曰昌邑黄元御、元和陆懋修。高、王二人，奇而不诡，开创风气；叶、徐二人，虽沿仲景，自有创获；若黄、陆二人，直以齿牙胜人，然究其实枵然无物者。”

周凤梧教授评黄元御说：“黄元御，一代名医……自三十岁药误损目后，遂放弃科举，专心攻医。在二十年的岁月中，著作等身，如没有焚膏继晷的精神是难能奏此效绩的。他是一位很有抱负而致力于学问研究的人，所著黄氏八种，南北各地，流传甚广。由于文理精通，为人欣赏，特别是每卷之首必有一段精彩的文章引人入胜……所治危症有神效，名噪一时。但其所著《素灵微蕴》之《病解篇》，多诋诃历代名医，谓钱乙为悖谬，以李杲为昏蒙，以刘完素、朱震亨为罪孽深重，擢发难数。呜呼，黄氏之责备前贤，殆亦别有所见者欤？他对历代医家吹毛求疵，肆口谩骂，有伤雅道。遭到医家的抨击，是恃才傲物者的必然。”

黄元御建立了一套完整而独特的中气理论，堪称中医之杰，更可贵的是黄元御针对以往中医学术界的很多弊病，本着求真务实的学术精神和对患者生命健康负责的态度勇于批判，敢于表达自己的观点，这种学术批判精神也是古今少有的。

二、学术传承

黄元御有二子，长子洪谟，次子洪训，皆传其业。金陵毕武龄，字维新，随其学医多年，尽传其学。阳湖张琦，私淑黄元御之说，取法黄元御扶阳抑阴，偏重温补之剂，后著成《素问释义》一书。泾县包诚，深研黄元御《伤寒悬解》，师承其六经分证，撰成《伤寒审证表》。平度于溥泽，著有《伤寒指南》《要略厘辞》，阐扬黄元御学说。平度孙炎炳，字次乙，号文峰者，亦宗师黄元御，其余私淑者不计其数。兹简要介绍其中几位对黄元御学术的传承情况。

（一）于溥泽

于溥泽（1745—1804），字皆霖，又字芥林。号云巢，又号之莱山人。山东平度州古庄村人。清代医家。曾中举人并任官职，对诗词经学颇有研究。于溥泽自幼聪颖，为学勤奋，诗文辞赋名噪当时。29 岁时考中乾隆甲午科（1774）举人，曾任滨州州学训导。于溥泽除长于经史之外，尤爱研读医书，中年之后，潜心于医学研究。后从名医黄元御学医，深得其传，治病颇多奇效。其学传于门人，凡平度名医率多出其门下。其医学著作，有《云巢医案》《医学侍话》及《伤寒指南》等。

于溥泽对《素问》《灵枢》《伤寒论》《金匮要略》等经典医学名著，都有深入研讨，并且亲自临床，不避辛劳，常为百姓解除疾苦。于溥泽综合自己的理论研究和临床实践，除考订许多古代医书外，还撰写了《医学诗话》《云巢医案》《要略厘辞》（据考该书刊刻于1828年）等医学专著。至今尚有《伤寒指南》2卷传世，为医家所重视。于溥泽医术高明，善治疑难之症，且乐于授徒。近200年来，平度西乡多医生，与他的传授与影响关系很大。

清嘉庆九年（1804），于溥泽病卒于家乡。由于年代久远，于氏医书散佚殆尽，目前可寻者，唯《要略厘辞》《伤寒指南》而已。于溥泽医术高超，其医术失传，实在是平度人的一大遗憾。

（二）张琦

张琦，初名翊，字翰风，江苏阳湖人，清代著名医家。生于乾隆二十九年（1764），约卒于道光十三年（1833），享年七十岁。嘉庆十八年中举，以誊录议叙知县。嘉庆十九年至道光三年，主要奔走于河北、京师一带。道光三年，发山东，署邹平县。道光五年，补馆陶，在馆陶八年，卒于官。为官期间，“政绩尤著”，“民爱戴之”。

张琦的医学著作，主要有《素问释义》10卷，《本草述录》6卷，并对《庄氏慈幼二书》做了批注。据《伤寒说意·跋》赵汝毅云：“壬辰冬，谒张翰风夫子于陶署。语及岐黄学，夫子曰：昌邑黄坤载先生医术，仲景而后一人也。乾隆间，四库馆中校纂诸臣知医者寡，故其书虽已著录而卒未大显。子其为我访求未刻之书以来，毅识之于心不敢忘。盖是时夫子已刻黄氏书四五种，凡数十万言矣。次年毅设账济南，以语陈孝廉元圃，元圃谓其友宋君有黄氏《伤寒说意》钞本，因走借观。书未至而夫子没，哲嗣仲远复申夫子遗命，求黄氏之书，一为《周易悬象》，一为《四圣悬枢》，一即《伤寒说意》也。然毅既以此书寄仲远，值夫子柩将返丧，至无以为旅资，且行李已首途，故仲远谆谆以改抄相属，毅诺之。”《武进阳湖县合志》载：“字翰风，阳湖人，兄惠言。琦嘉庆癸酉（1813）顺天举人。历官山东，邹平、章邱知县，补馆陶。精医术，治县时，值大疫，全活甚众。”《清代七百名人传》载：“张琦，字玉可……琦善医术，民有病者，设局自诊之。”

（三）包诚

包诚（生卒年不详），字兴言，又字子克，晚年号静父，泾县西乡包合村人，清著名学者、书法家包世臣长子。包诚从小随父寓居扬州，青年时曾游历山东，跟随他父亲的朋友张琦学医。后又不断自学、钻研，深通中医理论，其著作主要有《十剂表》《伤寒审症表》等。

《十剂表》是一本药物著作。明代医学家刘若金有感于李时珍的《本草纲目》卷帙浩繁，节录之成《本草述》32 卷，但仍多达 80 余万字，张琦删繁就简，择精去粗，简化成《本草述录》6 卷。包诚取而读之，深觉其妙。他认为，作为医家必须深通药理，“通四时五行之化，察五脏六腑之宜，辨百草辛酸苦甘咸之味，审人身喜怒悲忧恐之情”，这样治起病来，才能“道精而效神”。因此他结合北宋医学家徐子才的“十剂”之说，以十二经络为经，十剂为纬，按经列药，制成表格，编成《十剂表》，使各种药物的性味、功用等一目了然，便于随时翻检。“庶几求药性者，易于省览；而于处方治病者，亦不无小补焉”。该书于道光二十年（1840）刊刻，1982 年中医古籍出版社曾据此本影印再版。

早在随张琦学医时，张琦就令包诚校勘黄元御的《伤寒悬解》。包诚集 40 年之力，精心钻研，并结合自己的医疗实践，再用表格形式编成《伤寒审症表》1卷。《伤寒审症表》共有8张表格，其中六经病各1表共6表，汗下宜忌1表，伤寒类证1表。包诚主张从六经审证，认为经病主表，脏腑主里，腑病多实，脏病多虚。从病性和病位两方面明确各证的阴、阳、表、里、虚、实属性。该书同治十年（1871）刊刻于湖北，李鸿章之弟、湖广总督李瀚章作序，其后有光绪二十七年（1901）上海商务印书馆铅印本、上海千顷堂书局石印本等。

包诚还曾重新校订其师之子张曜孙的《产孕集》，并增补一卷，增加了不少治法、方药，名为《重订产孕集》。

（四）庆恕

庆恕，字云阁，生卒年不详。清末名医，其书《医学摘粹》，撰于光绪二十一年（1895）。同乡序中说“方悉浸沉于其中者二十余年”可推断大致出生于同治九年（1870）前后。当过太守，晚年回沈阳行医、教学，著有《医学摘粹》，学宗黄元御。

张奎彬《医学摘粹·序》中记载“吾乡庆云阁先生，以名儒，为名宦。公余之暇，术演轩岐。当其供职部曹，一时彼都人士，问方求诊者，接踵其门……洎今春倡办中国医学研究所，适直先生解组归来，举充为名节所长，全所学员，得叨钧诲……故谓为名儒也可，谓为名宦也可，即谓为名医也亦无不可。”可知云阁先生，卸任后曾任中国医学研究所名誉所长，医术人品颇得时人称道。

《医学摘粹》为伤寒著作。撰于光绪二十一年（1895）。此书以黄元御《伤寒悬解》之序次，首列六经纲领，分列某经应现某证，某证应用某方，然后以表里寒热虚实之专证、兼证分为表寒证、表热证、表虚证、表实证、里寒证、里热证、里虚证、里实证、表寒里热证、表热里寒证、表虚里实证、表实里虚证、表里俱热证、表里俱寒证、表里俱实证、表里俱虚证16类。并因证类方，每一类中先论证，后列方，并节录黄氏方解，以便读者按经认证，按证寻方。现存清光绪二十三年（1897）重刻本、1914 ～ 1915 年排印本等版本。

（五）彭子益

彭子益（1871—1949），云南大理鹤庆人。清末至民国年间著名白族医家。

彭子益少年时代就对医道情有独钟。成年后，彭子益游学京华，在清廷太医院当医员，从而有机会大量阅读藏在深宫中的珍贵中医典籍。辛亥革命清帝退位以后，山西督军阎锡山聘请他到太原中医学校讲学。抗战期间，日寇攻陷山西，彭子益赴南京充国医馆编辑员，南京不守，彭子益一度回云南。由于省民政厅长丁又秋的大力支持，他先后教育培养了 400 多名医学爱好者。其间他尽心尽力口传身授，把自己一生的研究心得毫无保留地教给学生，为云南省医学的发展倾注了很大的心血。

彭子益先生学术思想源于《易经》之河图洛书，结合《黄帝内经》等经典，由于彭子益书中多次出现黄元御著作的一些专用词语，说明彭子益是读过黄元御的著作并受其影响的（但用药差异较大，对有些药的认识甚至是相反的。如石膏，彭子益认为温病不能用石膏，此与黄元御不同）。彭子益也提倡“培补中气”，他在深研黄元御医学思想的基础上，发展为中气升降“圆运动”之学。同时指出黄元御偏于贵阳贱阴，崇补火土，只顾崇阳补火，不顾伤阴劫液，于阴以养阳之义，留有缺憾。因此，他结合王孟英之温病学说，将伤寒与温病及内伤杂病，用现代科学说明中医，并统一于“圆运动”系统之中，以图解决古今以来伤寒、温病学派之争的问题。彭子益主要提倡中气如轴、四维如轮的“圆运动升降”之学，力主“培补中气”，强调十二经的升降气化，认为人禀造化五行之气质而生脏腑。疾病者，圆运动的混和作用分离而运动不圆也。医药者，使分离的作用仍复其混和之圆也。中医是生命宇宙合一之学，明了阴阳五行，乃能明了生命宇宙。

（六）卢朋著

卢朋著（1876—1939），名雄飞，广东新会县潮莲乡人，是民国时期广东中医教育界著名人物，广东近代中医教育界的优秀理论家。其医著《四圣心源提要》，载入《岭南中医文库岭南医学史》。

岭南医学家吴粤昌编著的《岭南医征略》对卢朋著有如下简要介绍："卢朋著，广东新会人。历充中央国医馆名誉理事，广东中医药专门学校教员兼编辑主任，光汉中医学校教员，著有《哮喘经验谈》《医学史讲义》《本草学讲义》《医学通论》等书。"卢氏积极开展中医教育，历任中央国医馆名誉理事，广东中医药专门学校教员兼编辑主任、光汉中医学校教员，对新中国成立后广东地区中医药事业的发展发挥了奠基和开创作用。

（七）麻瑞亭

麻瑞亭（1903—1997），黄元御第五代传人，西安市中医院中医内科主任医师。15岁时，患病危笃，幸得其舅祖（清代名医黄元御第四代传人）李鼎臣全力救治，化险为夷。遂毅然拜李鼎臣为师，习医8年。1931年，麻瑞亭随父迁居西安。1937年参加陕西省中医师考试，名冠榜首，乃悬壶于西安市东新街，历时10余载。后应邀到西安市中医医院工作。1983～1987年，完成国家卫生部下达的中医古籍整理研究任务，领衔点校《黄元御医书十一种》，由人民卫生出版社于1990年出版发行。麻瑞亭崇尚黄元御之学术，业医数十余年，善用黄元御所创之下气汤，经化裁治疗多数内伤杂病及疑难重证，获得显著疗效。

（八）孙洽熙

孙洽熙（1940—），山东安邱市人。1967年毕业于西安市中医学徒班。中医主任医师。孙洽熙从事中医临床工作30余年，从事中医科研工作22年。其承清代名医黄元御五代传人麻瑞亭之学，加之已验，擅治各种疑难杂症。主编《麻瑞亭治验集》等医著2部，均已出版。主校《黄元御医书十一种》《河间医集》《寿世保元》《辨证奇闻》等中医古籍11部。

综上所述，黄元御医学理论以阴阳五行、五运六气为基础，认为中气为阴阳五行之本，而阴阳五行又是万物生化之源，提出“中气升降，是生阴阳”，气病、血病、精病、神病皆从中气升降立论。重视中气升降，崇阳卑阴是黄氏思想的核心，其诠释经典、阐发心得乃至方药运用无不一以贯之。黄元御在理论上极富创见，不落前人窠臼，卓然自成一家，对中医学的发扬光大做出了重要贡献；其学医经历，仁爱之心，对于解决今天社会所面临的信仰危机，重新诠释身心医学的内涵，具有极大的借鉴作用；其学术思想，能融贯岐黄、越人、张仲景之要旨，钩深致远；其独特而系统的中医理论可以与金元四大家相媲美，允为中医之杰。我们应以正确的态度对待黄元御的学术观点，汲取其中的合理内核，提高临床实践水平，以更好地揭示中医学作为生命医学的特质。

黄元御

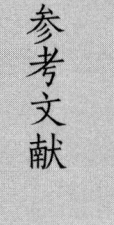

参考文献

［1］邹学熹，佘贤武．易经［M］．成都：四川科技出版社，2008.
［2］傅景华主编；傅景华，陈心智点校．黄帝内经素问［M］．北京：中医古籍出版社，2003.
［3］傅景华主编；李生绍，陈心智点校．黄帝内经灵枢［M］．北京：中医古籍出版社，2003.
［4］刘渊，吴潜智．难经［M］．成都：四川科技出版社，2008.
［5］汉·张仲景著；傅景华主编；厉畅，梁丽娟点校．伤寒论［M］．北京：中医古籍出版社，2003.
［6］汉·张仲景著；傅景华主编；于志贤，张智基点校．金匮要略［M］．北京：中医古籍出版社，2003.
［7］东汉·王充．论衡［M］．长沙：岳麓书社，2015.
［8］明·张介宾著；李志庸主编．张景岳医学全书［M］．北京：中国中医药出版社，2015.
［9］明·张介宾著；李继明整理．景岳全书［M］．北京：人民卫生出版社，2007.
［10］明·徐春甫著；余瀛鳌编选．古今医统［M］．沈阳：辽宁科学技术出版社，2007.
［11］清·黄元御著；任启松校注．周易悬象·道德悬解［M］．北京：中国中医药出版社，2012.
［12］清·黄元御著；孙洽熙主校．黄元御医学全书［M］．北京：中国中医药出版社，1996.
［13］清·纪昀．四库全书［M］．北京：线装书局出版社，2010.
［14］清·陆懋修．世补斋医书［M］．北京：中医古籍出版社，2014.
［15］麻瑞亭．医林五十年［M］．西安：陕西科学技术出版社，1986.
［16］宋甲其．清代名医黄元御［M］．上海：东方出版中心，1998.

[17] 余瀛鳌 . 中医文献学辞典 [M]. 北京：北京科学技术出版社，2000.
[18] 谢观著；余永燕点校 . 中国医学源流论 [M]. 福州：福建科技出版社，2003.
[19] 李经纬 . 中医大辞典 [M]. 北京：人民卫生出版社，2005.
[20] 孙洽熙 . 麻瑞亭治验集 [M]. 北京：中国中医药出版社，2011.
[21] 章伟文 . 周易参同契 [M]. 北京：中华书局出版社，2014.
[22] 陈邦贤 . 医史研究随笔 [J]. 中医杂志，1955，6（6）：48–50.
[23] 江苏省中医学校针灸学科教研组 . "难经" 概述 [J]. 中医杂志，1958，3：207–208.
[24] 王世民 . 侍师医话 [J]. 山西医药杂志，1964，4：6–7.
[25] 宋守白 . 溃疡病隐血症以久痛伤络论治的初步探讨 [J]. 江苏中医药，1964，4：11–13.
[26] 叶橘泉 . 中药璅谈——北沙参、防风 [J]. 江苏中医药，1961，11：37–38.
[27] 傅延龄，丁晓刚 . 论《伤寒论》方族及其研究 [J]. 北京中医药大学学报，2007，18（2）：35.
[28] 张奇文 . 黄元御生平事迹考略 [J]. 山东中医学院学报，1980，4：69–73.
[29] 余瀛鳌，王致谱 .《四圣心源》述评 [J]. 山东中医学院学报，1980，4：73–75.
[30] 解达 . 肖德常学术经验简介 [J]. 辽宁中医杂志，1980，5：12–14.
[31]《素灵微蕴》研究编写组 .《素灵微蕴》研究节选——"藏象解" [J]. 吉林中医药，1981，4：50–55.
[32]《素灵微蕴》研究编写组 .《素灵微蕴》研究节选——悲恐解 [J]. 广西中医药，1981，2：7–10.

[33] 张继东 . 从《伤寒论》太阳病看营卫的升降出入 [J]. 山东中医学院学报，1981，4：18–19.
[34] 彭静山 . 诊余随录 [J]. 辽宁中医杂志，1982，5：24–25.
[35] 唐祖宣 . 老中医周连三运用温阳法的经验 [J]. 上海中医药杂志，1982，5：5–6.
[36] 林刘洲 . 注释《内经》的医家及著作简介 [J]. 现代中医药，1982，4：15.
[37] 黄煌 . 清代尊经学派对仲景学说的研究 [J]. 南京中医学院学报（自然科学版），1982，4：21–25.
[38] 余瀛鳌，杨润平，伊广谦 . 臧达德妇产科经验简介 [J]. 山东中医学院学报，1982，6（4）：56–57.
[39] 吴荣祖 . 六经主气与伤寒的传变 [J]. 云南中医学院学报，1983，4：12–19.
[40] 李克绍 . 读《伤寒论》随笔（续三）[J]. 山东中医学院学报，1983，7（2）：35–37.
[41] 王聘贤，杨越明 . 读伤寒论随笔 [J]. 贵阳中医学院学报，1984，3：24–26.
[42] 肖衍初 .《伤寒论浅注补正》试析 [J]. 四川中医，1984，6：11–12.
[43] 吕志 . 试论黄元御之扶阳气学术思想 [J]. 中医药学报，1984，6：23–24.
[44] 汪辉东 . 黄元御妇科学术思想初探 [J]. 中医药学报，1985，6：24–25.
[45] 汪辉东 . 试论黄元御扶阳抑阴学术思想 [J]. 陕西中医，1985，11：35–37.
[46] 朱邦贤 . 崇阳黜阴的《素灵微蕴》[J]. 上海中医药杂志，1985，4：

42–43.
[47] 张谨墉.黄元御学术思想浅探[J].山东中医学院学报，1985，3：45–46.
[48] 王世民，陈重光，郭万全.白清佐先生的学术思想及临症经验介绍[J].北京中医，1985，1：4–6.
[49] 任春荣.《各家学说》辅导专栏：伤寒学派辅导材料（续）[J].现代中医药，1985，3：53–64.
[50] 董襄国.肝郁、肝胜乘土之辨[J].现代中医药，1985，6：18–20.
[51] 丛林，田代华，邵冠勇.黄元御崇阳著作八种[J].山东中医杂志，1986，2：41–43.
[52] 姜建国.黄元御治伤寒学思想述评[J].国医论坛，1986，4：57–59.
[53] 干祖望.孔子与医学[J].孔子研究，1986，4：39–41.
[54] 徐中贤."甘草粉蜜汤"中用铅粉致74人中毒的教训[J].成都中医学院学报，1986，1：18–19.
[55] 张志远，王振国.《长沙药解》为上乘之作[J].浙江中医学院学报，1986，10（4）：37.
[56] 吴考槃.关于《素问》篇次之我见[J].辽宁中医杂志，1986，12：15–17.
[57] 山东中医学院中医系.黄元御学术研讨会论文选集[C].山东，1986.
[58] 陈家骅.从《玉楸药解》探析黄元御的学术思想[J].山东中医杂志，1987，1：31.
[59] 王东来.试析"或但臂不遂者，此为痹"[J].国医论坛,1987,6（2）：7–8.
[60] 张登本.《素灵微蕴》述要[J].现代中医药，1988，3：7.
[61] 严季澜.试论黄元御的中气升降学术思想[J].北京中医，1988（2）.

[62] 沈敏南 . 评黄元御的《伤寒说意》[J]. 山东中医学院学报，1988，2：1–3.

[63] 李嘉璞 .《长沙药解》探寻 [J]. 国医论坛，1988，2：34–35.

[64] 中华全国中医学会山东分会、昌邑县黄元御学术研究会 . 首届黄元御学术思想研讨会资料汇编 [C]. 山东，1988.

[65] 张奇文，张志远，裴凤玉 . 黄元御年谱初编 [J]. 山东中医学院学报，1989，1：4–6.

[66] 张鸿彩 . 黄元御治温浅谈 [J]. 国医论坛，1989，3：12–13.

[67] 项平，刘辉 . 试论“年长则求之于府”对老年人养生及康复医疗的指导意义 [J]. 南京中医学院学报（自然科学版），1989，4：1–4.

[68] 项平，刘辉 . 试论“顾护脾胃”对老年人养生及康复医疗的指导意义 [J]. 中国康复医学杂志，1989，4（6）：20–21.

[69] 李耀宸 . 运用灵雨汤治疗吐衄的体会 [J]. 山东中医杂志，1989，1（8）：25.

[70] 项平 . 略论“年长则求之于府”[J]. 山东中医杂志，1989，4：1–3.

[71] 孙洽熙，徐淑凤，李艳梅 . 黄元御学术思想初探 [J]. 国医论坛，1990，2：13.

[72] 朱鸿铭 . 黄元御运用浮萍经验探讨 [J]. 中医杂志，1990，6：12–13.

[73] 赵文举 . 论黄元御升运脾阳的医学思想 [J]. 上海中医药杂志，1990，4：13–14.

[74] 刘桂荣，张志远 . 黄元御“中气升降”浅探 [J]. 山东中医学院学报，1990，1：25.

[75] 李继功，姜其善 . 温下清上法治疗顽固性口腔溃疡 45 例 [J]. 山东中医杂志，1990，9（6）：16–17.

[76] 胡开庭 . 麻瑞亭老中医治疗血证的经验 [J]. 现代中医药，1990，1：

41–42.
[77] 张志远 . 研《易》言医——魏、黄二家治学特色［J］. 山东中医学院学报，1990，6：1–3.
[78] 长青 . 黄元御［J］. 山西中医，1991，6：13.
[79] 史兰华 . 山东历代中医著作年表［J］. 山东中医学院学报 . 1991，15（1）：53–55.
[80] 汪辉东 . 黄元御诊治月经与产后病经验举隅［J］. 甘肃中医学院学报，1992，1：5–6.
[81] 迟炳周 . 论黄元御执中治本的论治特色［J］. 山东中医杂志，1992，1：11.
[82] 宁德新，孙月蟾 . 肝司二便排泄的临床体验［J］. 实用中医内科杂志，1992，6（2）：10–11.
[83] 汪辉东 . 黄元御论治血证的学术特色［J］. 甘肃中医，1993，6：14–16.
[84] 赵文举 . 亦谈温经汤有无半夏、麦门冬——兼与江顺奎先生商榷［J］. 国医论坛，1993，6：33–34.
[85] 张华，孙绍周，浅议《金匮》妊娠恶阻治法——绝之［J］. 浙江中医药大学学报，1993，17（6）：1–3.
[86] 赵文举 . 黄元御象数医学特色初探［J］. 国医论坛，1994，1：4–7.
[87] 汪辉东，强爱萍 . 从《长沙药解》探析黄元御的扶阳抑阴思想［J］. 青海医药杂志，1994，S2：5–6.
[88] 赵文举 . 黄元御象数医学特色初探［J］. 中医药学报，1994，1：5.
[89] 田思胜 . 臧应詹《伤寒论选注》的学术价值［J］. 中医文献杂志，1994，1：5–7.
[90] 金东臣，金东卫 . 龙得风脉妙悟岐黄［J］. 山东中医杂志，1995，14

（4）：187.
［91］潘万喜 . 中药治疗因雷诺病所致不孕症 13 例［J］. 吉林中医药，1995，2：23–24.
［92］刘香春 . 浅谈黄元御、陈修园应用运气学说在《伤寒论》研究中的贡献［J］. 青海医药杂志，1995，25（9）：9.
［93］秦林，彭欣 . 论“苦”与降胃气［J］. 中国中药杂志，1995，20（1）：51–53.
［94］石曾淑 . 黄元御“清苓汤”加味在治疗糖尿病肾病中的应用体会［C］. 糖尿病及其并发症的中医药研究进展——第二届糖尿病（消渴病）国际学术会议论文集，1996：57.
［95］张保伟 .《伤寒论》第 176 条“里有寒”当为“里有实”［J］. 中医药学刊，1996，4：8–9.
［96］刘桂荣 . 黄玉路“扶阳益气”说浅探［J］. 山东中医药大学学报，1996，4：264–265.
［97］汪东辉 . 扶阳抑阴，崇尚脾土——黄元御学术特色探析［J］. 上海中医药杂志，1997，2：5–6.
［98］姜亦农 . 黄元御学术思想浅析［J］. 中医文献杂志，1997，1：14–16.
［99］朴元林 .《内经》中巨刺、缪刺浅析［J］. 针灸临床杂志，1997，13（1）：13–14.
［100］张旭宾 .《金匮・妇人妊娠病》“则绝之”临床含义探析［J］. 湖北中医杂志，1997，19（6）：15–16.
［101］毋桂花，高建忠 . 运用升降理论治疗慢性鼻窦炎体会［J］. 山西中医，1998，4：146–147.
［102］曼石 . 一半室随笔（十五）［J］. 家庭中医药，1998，2：6.
［103］赵含森，段学忠 . 黄元御重视中气思想初探［J］. 山东中医药大学学

报，1998，22（4）：303-304.
［104］徐光星 . 定本《金匮要略》历代书名考辨（Ⅰ）［J］. 浙江中医学院学报，1999，23（2）：56-58.
［105］张瑞麟 . 历代注释《难经》的概况（下）［J］. 湖南中医学院学报，1999，19（1）：58-59.
［106］徐光星 .《金匮要略》历代书名考辨［J］. 浙江中医学院学报，1999，13（4）：45.
［107］穆俊霞，李新毅 . 张琦《素问释义》的学术思想［J］. 中华医史杂志，2001，31（4）：237-239.
［108］古代名医医案点评 · 黄元御 · 吐血案［J］. 湖南中医药导报，2001，7（3）：135.
［109］蔡锡英，柳少逸 . 黄元御及其医学成就［J］. 莱阳中医文献杂志，2001，4：31-32.
［110］玄振玉 . 清代《黄帝内经》研究主要文献的研究［D］. 济南：山东中医药大学，2001.
［111］张挺，李相昌 .“脾主升清”之源流探析［J］. 上海中医药学刊，2002，20（1）：74-75.
［112］周扬 . 伤寒书目信息化研究［D］. 济南：山东中医药大学，2002.
［113］窦迎春 .《伤寒论》方剂的文献研究［D］. 济南：山东中医药大学，2002.
［114］高儒贵 . 中医“系统核心观”新论［J］. 中医药学刊，2003，21（2）：249-259.
［115］汪晓筠 . 黄元御从“中气升降”论治血证的学术特色［J］. 江苏中医药，2004，25（8）：6-7.
［116］周正明 .《长沙药解》的扶阳抑阴特色浅析［J］. 青海西宁实用中医

内科杂志，2004，18（4）.

［117］王晓君．开窍通腑法对急性脑损伤保护作用的理论探讨与实验研究［D］．济南：山东中医药大学，2004.

［118］陈瑜，许敬生．简论清代五位著名医家在《内经》训诂方面的成就［J］．江西中医学院学报，2005，17（4）：30–31.

［119］陈宇光．黄元御理论特点概述［J］．中国社区医师（综合版），2006，2（8）：66.

［120］李永宸，何丽春，赖文．陈伯坛《读过伤寒论·读法》抉微——“伤寒论”不能读作“寒伤论”［J］．广州中医药大学学报，2006，23（1）：72–73.

［121］罗明宇．近代经方家曹颖甫学术思想研究［D］．北京：北京中医药大学，2006.

［122］姜永帅．姜树民教授治疗胆汁反流性胃炎的经验总结［D］．沈阳：辽宁中医药大学，2007.

［123］廖吉娜．近代岭南名医卢朋著《四圣心源提要》研究［D］．广州：广州中医药大学，2007.

［124］何丽春．陈伯坛《读过伤寒论》的点校和学术思想研究［D］．广州：广州中医药大学，2007.

［125］董昱佑．经方大家曹颖甫生平及学术思想浅探［D］．北京：北京中医药大学，2007.

《中医历代名家学术研究丛书》医家名录

（总计 102 名，以医家出生时间为序）

汉晋唐医家（6名）

张仲景　王叔和　皇甫谧　杨上善　孙思邈　王　冰

宋金元医家（18名）

钱　乙　成无己　许叔微　刘　昉　刘完素　张元素
陈无择　张子和　李东垣　陈自明　严用和　王好古
杨士瀛　罗天益　王　珪　危亦林　朱丹溪　滑　寿

明代医家（25名）

楼　英　戴思恭　王　履　刘　纯　虞　抟　王　纶
汪　机　马　莳　薛　己　万密斋　周慎斋　李时珍
徐春甫　李　梴　龚廷贤　杨继洲　孙一奎　缪希雍
王肯堂　武之望　吴　崑　陈实功　张景岳　吴有性
李中梓

清代医家（46名）

喻　昌　傅　山　汪　昂　张志聪　张　璐　陈士铎
冯兆张　薛　雪　程国彭　李用粹　叶天士　王维德
王清任　柯　琴　尤在泾　徐灵胎　何梦瑶　吴　澄
黄庭镜　黄元御　顾世澄　高士宗　沈金鳌　赵学敏
黄宫绣　郑梅涧　俞根初　陈修园　高秉钧　吴鞠通
林珮琴　章虚谷　邹　澍　王旭高　费伯雄　吴师机
王孟英　石寿棠　陆懋修　马培之　郑钦安　雷　丰
柳宝诒　张聿青　唐容川　周学海

民国医家（7名）

张锡纯　何廉臣　陈伯坛　丁甘仁　曹颖甫　张山雷
恽铁樵